U0120442

溃疡性结肠炎全国名老中医治验集萃

主编 丁 霞

全国百佳图书出版单位

中国中医药出版社

·北 京·

图书在版编目（CIP）数据

溃疡性结肠炎全国名老中医治验集萃 / 丁霞
主编 . —北京：中国中医药出版社，2024.1
（大医传承文库 . 疑难病名老中医经验集萃系列）
ISBN 978-7-5132-7952-9

Ⅰ . ①溃… Ⅱ . ①丁… Ⅲ . ①溃疡—结肠炎—中医治
疗法 Ⅳ . ① R574.620.5

中国版本图书馆 CIP 数据核字（2022）第 231476 号

中国中医药出版社出版

北京经济技术开发区科创十三街 31 号院二区 8 号楼
邮政编码　100176
传真　010-64405721
保定市中画美凯印刷有限公司印刷
各地新华书店经销

开本 710×1000　1/16　印张 12.25　字数 175 千字
2024 年 1 月第 1 版　2024 年 1 月第 1 次印刷
书号　ISBN 978 - 7 - 5132 - 7952 - 9

定价　49.00 元
网址　www.cptcm.com

服 务 热 线　010-64405510
购 书 热 线　010-89535836
维 权 打 假　010-64405753

微信服务号　zgzyycbs
微商城网址　https://kdt.im/LIdUGr
官 方 微 博　http://e.weibo.com/cptcm
天猫旗舰店网址　https://zgzyycbs.tmall.com

如有印装质量问题请与本社出版部联系（010-64405510）

《大医传承文库》
顾　问

顾　问（按姓氏笔画排序）

丁　樱	丁书文	马　骏	王　烈	王　琦	王小云	王永炎
王光辉	王庆国	王素梅	王晞星	王辉武	王道坤	王新陆
王毅刚	韦企平	尹常健	孔光一	艾儒棣	石印玉	石学敏
田金洲	田振国	田维柱	田德禄	白长川	冯建华	皮持衡
吕仁和	朱宗元	伍炳彩	全炳烈	危北海	刘大新	刘伟胜
刘茂才	刘尚义	刘宝厚	刘柏龄	刘铁军	刘瑞芬	刘嘉湘
刘德玉	刘燕池	米子良	孙申田	孙树椿	严世芸	杜怀棠
李　莹	李　培	李曰庆	李中宇	李世增	李立新	李佃贵
李济仁	李素卿	李景华	杨积武	杨霓芝	肖承悰	何立人
何成瑶	何晓晖	谷世喆	沈舒文	宋爱莉	张　震	张士卿
张大宁	张小萍	张之文	张发荣	张西俭	张伯礼	张鸣鹤
张学文	张炳厚	张晓云	张静生	陈彤云	陈学忠	陈绍宏
武维屏	范永升	林　兰	林　毅	尚德俊	罗　玲	罗才贵
周建华	周耀庭	郑卫琴	郑绍周	项　颗	赵学印	赵振昌
赵继福	胡天成	南　征	段亚亭	姜良铎	洪治平	姚乃礼
柴嵩岩	晁恩祥	钱　英	徐经世	高彦彬	高益民	郭志强
郭振武	郭恩绵	郭维琴	黄文政	黄永生	梅国强	曹玉山
崔述生	商宪敏	彭建中	韩明向	曾定伦	路志正	蔡　淦
臧福科	廖志峰	廖品正	熊大经	颜正华	禤国维	

总　前　言

　　名老中医经验是中华医药宝库里的璀璨明珠，必须要保护好、传承好、发扬好。做好名老中医的传承创新工作，就是对习近平总书记所提出的"传承精华，守正创新"的具体实践。国家重点研发计划"基于'道术结合'思路与多元融合方法的名老中医经验传承创新研究"项目（项目编号：2018YFC1704100）首次通过扎根理论、病例系列、队列研究以及数据挖掘等定性定量相结合的多元融合研究方法开展名老中医的全人研究，构建了名老中医道术传承研究新范式，有效地解决了此前传承名老中医经验时重术轻道、缺乏全面挖掘和传承的方法学体系和研究范式等问题，有利于全面传承名老中医的道术精华。

　　在项目组成员共同努力下，最终形成了系列专著成果。《名老中医传承学》致力于"方法学体系和范式"的构建，是该项目名老中医传承方法学代表作。本书首次提出了从"道"与"术"两方面来进行名老中医全人研究，并解析了道术的科学内涵；介绍了多元融合研究方法，阐述了研究实施中的要点，并列举了研究范例，为不同领域的传承工作提供范式与方法。期待未来更多名老中医的道术传承能够应用该书所提出的方法，使更多名老中医的道术全人精华得以总结并传承。本书除了应用于名老中医传承，对于相关领域的全人研究与传承也有参考借鉴作用。基于扎根理论、病例系列等多元研究方法，项目研究了包括国医大师、院士、全国名中医、全国师承指导老师等在内的 136 位全国名老中医的道与术，产出了多个系列专著。在"大医传承文库·对话名老中医系列"中，我们邀请名老中医讲述成才故事、深入解析名老中医道术形成过程，让读者体会大医精诚，与名老中医隔空对话，仿佛大师就在身边，领略不同大医风采。《走近国医》由课题组负责人、课题组骨干、室站骨干、研究生等组成的编写团队完成，阐述从事本研究工作中的心得体会，展现名老中医带给研究者本人的收获，以期从侧面展现名老中医的道术风采，并为中医科研工作者提供启示与思考。《全国名老中医效方名论》汇集了 79 位全国名老中医的效方验方名论，是每位名老中医擅治病种的集中体现，荟萃了名老中医本人的道术大成。"大医传承文库·疑难病名老中医经验集萃系列"荟萃了以下重大难治病种著作：《脑卒中全国名老中医治验集萃》《儿科病全国名老中医治验集萃》《慢性肾炎全国名老中医治验集萃》《慢性肾衰竭全国名老中医治验集萃》《2 型糖尿病全国名老中医治验集萃》《慢性肝病全国名老中医治验集萃》《慢性阻塞性肺疾病全国名老中医治验集萃》《免疫性疾病全国名老中医治验集萃》《失眠全国名老中医治验集萃》《高血压全国名老中医治验集萃》《冠心病全国名老中医治验集萃》《溃疡性结肠炎全国名老中医治验集萃》《胃炎全国名老中医治验集萃》《肺癌全国名老中医治验集萃》《颈椎病全国名老中医治验集萃》。这些著作集中体现了名老中医擅治病种的精粹，既包括学术思想、学术观点、临证经验，又有典型病例及解读，可以从书中领略不同名老中医对于同一重大难治病的不同观点和经验。"大医传承文库·名老中医带教问答录系列"通过名老中医与带教弟子一问一答的形式，逐层递进，层层剖析名老中医诊疗思维。在师徒的一问一答中，常见问题和疑难问题均得以解析，读者如身临其境，深入领会名老中医临证思辨过程与解决实际问题的思路和方法，犹如跟师临证，印象深刻、领悟透彻。"大医传承文库·名老中医经验传承系列"在扎根理论、处方挖掘、典型病例等研究结果的基础上，生动还原了名老中医的全人道术，既包含名老中医学医及从医过程中的所思所想，突出其成才之路，充分展现了其学术思想形成的过程及临床诊疗专病的经验，又讲述了名老中医的医德医风等经典故事，总结其擅治病种的经验和典型医案。"大医传承文库·名老中医特色诊疗技术系列"展示了名老中医的特色诊法、推拿、针灸等特色诊疗技术。

以上各个系列的成果，期待为读者生动系统地了解名老中医的道术开辟新天地，并为名老中医传承事业做出一份贡献。

以上系列专著在大家协同、团结奋斗下终得以呈现，在此，感谢科技部重点研发计划的支持，并代表项目组向各位日夜呕心沥血的作者团队、出版社编辑人员一并致谢！

总主编　谷晓红

2023 年 3 月

前　言

《溃疡性结肠炎全国名老中医治验集萃》是"国家重点研发计划——基于'道术结合'思路与多元融合方法的名老中医经验传承创新研究"（NO.2018YFC1704100）之课题六"名老中医经验研究与推广应用一体化平台构建"（NO.2018YFC1704106）的重要成果。

名老中医是中医理论和临床实践的杰出代表，兼收并蓄前人经验，善于抓住疾病本质，思维严谨，用药精准，是中医从业人员的学习楷模。继承发扬名老中医的学术思想，提高中医临床疗效水平势在必行。为系统呈现名老中医群体治疗该病经验，本书荟萃了来自全国5个地区的6位名老中医的经验，他们分别是国医大师李佃贵教授、王庆国教授，全国老中医药专家学术经验继承工作指导老师李培教授、刘铁军教授、沈洪教授、周建华教授。他们在消化系统疾病治疗领域独具特色，在全国享有盛誉。他们的学术经验荟萃对中医从业人员诊治脾胃疾病具有极大的指导作用。

该分册分别从医家简介、学术思想、临床特色、验案精选四方面对6位名老中医的临床经验进行了阐述。医家简介部分介绍了名医的学术背景、地位以及成就。学术思想部分展现了名医独特的学术观点及其源流与发展过程。临床特色部分展现了医家诊治的特点，如特色诊疗、常用方药、特殊药物剂量、药物配伍等。其中精要部分（如王庆国教授利用"方元"理论化裁经方，以清肝温脾、养血和血、祛湿止泻为大法治疗溃疡性结肠炎；李佃贵教授阐明"浊毒"学说诊疗溃疡性结肠炎；刘铁军教授以"脏毒腑秽"学说及"通腑除秽"治疗方法；李培教授"理气与清肠同用、止血与活血同步、补气与养阴共举、寒热同用适收涩、随证用药宜加减、重视药理"的思维方法；沈洪教授"中医药全链条干预溃疡性结肠炎策略和方案，治疗措施规范化、精准化、循证化，重视疗效评价和中西医协同治疗"等临证思考；周建华教授活用泻心汤三方变化用药以及内外合治的学术特点）或发皇经典之古义，或融会现代之新知，蔚为大观。验案精选部分则选取了反映医家临床的经典案例，体现了名老中医特有的诊疗思维。该部分专家以按语的形式对验案进行点评，辨析患者脉证，详解诊断依据，阐释立法思路、药物加减变化等。全案例整体分析与各诊次解读相结合，体现诊次之间的动态变化，展现名医临证思维方法。此外，书中还结合实景再现当时的诊疗情况，立体展示了名老中医临床诊疗与弟子跟诊记录全貌，体现"道术结合"的传承内涵。同时，从人文关怀的层面，还原了名老中医如何用其认识感知世界的丰富经验来关切患者生命并与之共情的过程，增加了全书的高度和温度，是中医从业人员学习不同名老中医辨治溃疡性结肠炎道术的专业书籍。

丁　霞

2023 年 10 月

目 录

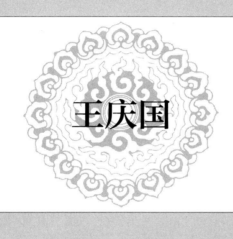

王庆国

一、医家简介

王庆国（1952— ），国医大师，首届全国名中医，中医药高等学校教学名师，第五、六、七批全国老中医药专家学术经验继承工作指导老师，北京中医药大学终身教授、博士研究生导师，主任医师。国家级重点学科——中医临床基础学科带头人，国家级精品课程《伤寒论》主讲教师。王庆国教授自 1969 年参加临床工作，至今已 50 余年。1981 年起，他跟随"伤寒泰斗"刘渡舟先生攻读硕士、博士研究生，临床侍诊长达 15 年，全面继承了刘老的学术经验。王庆国教授目前在北京中医药大学国医堂、北京中医药大学第三附属医院、北京东城中医医院等地出诊，年均接诊患者 9000 余人次。临床善于治疗脾胃病、肝胆病、风湿免疫类疾病，疗效确切，医名远播，患者来自全国各地，更有日本、新加坡、马来西亚等国的患者慕名而来。王庆国教授作为首席科学家主持国家科技部"973"项目 2 项，国家自然科学基金重点项目、面上项目 10 余项，发表学术论文 600 余篇，SCI 收录 89 篇，主编、参编学术专著 27 部，申请专利 40 余项，获得国家科技进步奖二等奖 4 项、省部级科研奖励 10 余项。

二、学术思想

王庆国教授毕生致力于《伤寒论》研究，对仲景学术有深刻的理解和思考。在《伤寒论》的治学方面，"刻求经旨，博采众长，传承创新"是其秉承的治学原则。王庆国教授立论公允，平正通达，不偏执一家。在跟随恩师刘渡舟先生攻读硕士、博士研究生期间，他就曾遍阅历代《伤寒》注家著作，广泛探寻当代伤寒名家的学术特色，深入思考了《伤寒论》的学派传承、六经实质、标本气化等学术核心问题，以及伤寒学科的研究现状和未来的发展方向。因而他提出了卓有建树性的学术观点并形成了具体实施路径，其学术成果在 2001 年出版的《伤寒论集解》一书中展露无遗，奠定了其在仲景学术领域的引领地位。

王庆国教授重视六经辨证，提出"通平致和"的学术思想，创新性地提出经方现代应用的"五项原则"和"十大途径"，对扩大经方临床运用颇有裨益；治疗脾胃疾病提出"少阳为表里之枢，脾胃为升降之枢，临床诊疗调枢为要"的临证辨治纲要，验之临床效果确实。

（一）重视六经辨证

王庆国教授非常重视《伤寒论》的六经辨证，对六经的实质有独到见解，其早年发表在《北京中医药大学学报》的"《伤寒论》六经研究41说"一文，在本学科领域影响甚广。他认为，六经是经络、脏腑、气化的统一体。《伤寒论》主论外感风寒，兼论内伤杂病，因而，六经辨证不但用于外感疾病，而且广泛用于临床各科杂病。近年来，王庆国教授还借鉴引用知识考古学、认知科学、逻辑学、心理学等研究方法，对汉代以来的中医学发展有了更深入的了解与认识，及时更新补充了仲景学术的研究思路。他提出："六经辨证与八纲辨证、卫气营血辨证、三焦辨证、脏腑辨证等应该有机结合，互相补充。针对临床不同疾病的发展规律，各种辨证方法各有所长，亦有所短，因此应该相互结合，取长补短，才是正途。"

（二）"通平致和"思想

和，意即对立事物的交融，"和而不同""冲气以为和"。只有根本上的和谐，阴阳二气才能发生作用，不断产生新的变化，"和本曰和""知和曰常"。致中和，既是儒家理念，也是医家追求。据《汉书·艺文志》记载，经方家防治疾病有两大思路，一为通闭解结，一为反之于平。阴平阳秘，气血平和，人体才能健康安宁。通平二法即为此目标而设，仲景以此为根基，创建了言之有理、行之有效的经方体系。通平二法的代表方是小柴胡汤、桂枝汤。仲景原著中以方名证的表述仅有"柴胡证""桂枝证"，可谓方有所属、证有所系。两方相合即为柴胡桂枝汤，此方功效全面、作用广泛，外能祛两阳之邪，内能固肝脾之本，中能调胆胃之气。因此，此方得到历代医家钟爱。王教授准确把握此方特点，用以治疗颈项肩背疼痛、慢性肝脏疾患、精神神经疾患等，均收获满意疗效。王教授特别强调人体枢机的临床意义，提出"临床诊疗，调枢为要"。柴胡桂枝汤的作用对象恰在人体枢机。因此，王教授将此方拓展应用到一些疑似难明、症状繁杂、病机多变的复杂病证之上。仲景将前人"上工治未病"的理念置于《金匮要略》之首，并示以治肝补脾之例，其中大有深意：柴胡桂枝汤虽不可能"尽愈诸病"，却可发挥通平之能，作用于枢机这些关键节点，最大限度恢复人体和谐状态，起到既病防变的作用。

王庆国教授提出"通平致和"学术思想，认为"凭证立法"实则是根据病机立法，"方从法出"实则是在病机立法基础上进行的遣方用药。他主张病机与气宜是一体两面的关系，气是病机与治法相互连接的纽带。中医"八法"乃针对气失常度而设。通平两大法则的区别只在切入点不同，分别针对气机与气立而设，目标是帮助人体恢复和谐状态。

（三）经时并重，知守善变

王庆国教授善用经方，知守善变，不落窠臼，提出拓展经方临床运用的五项原则与十大途径，对临床扩大经方运用颇有裨益。所谓"五项原则"是指：熟谙经旨，打牢基础；紧扣病机，抓住关键；病证结合，适应需求；科学评价，有利交流；掌握规律，有的放矢。"十大途径"包括：方证结合，抓住主证；谨守病机，不拘症状；分部施方，参以病机；循经处方，病机为本；斟今酌古，灵活变通；厘定证候，重新认识；合用经方，师法仲景；合用时方，化裁更丰；明晰方元，变化无穷；但师其法，不泥其方。王教授虽喜用经方，但又不薄时方，善于古今接轨，经时结合，多方采撷，各取其长。除善于运用经方之外，王教授还对李东垣、傅青主、陈士铎、叶天士、张锡纯的学术经验和组方颇有心得，临床收益良多。王庆国还创新性地提出名优中药二次开发的十六字原则，即"部分替代，局部优化，质量可控，疗效提高"，示范性地进行了"精制清开灵注射液"研究，开展柴胡三降汤、麻芥平喘巴布剂等新药研发，为临床提供了一批质量可靠、疗效确实的备选新药。

（四）"调枢为要"的脾胃病治疗思想

王庆国教授数十年来致力于脾胃病的中医临床辨治研究，尤其深谙经方治疗脾胃病之秘法，提出"少阳为表里之枢，脾胃为升降之枢，临床诊疗调枢为要"的临证辨治纲要。临证治疗脾胃病时，调少阳枢机重在运转枢机、疏利肝胆，调脾胃枢机重在补泻兼施、寒热同调，同时注重辨病辨证、中西合璧。

1. 调少阳枢机重在运转枢机，疏利肝胆

肝胆之枢最易影响脾胃，肝胆属木，脾胃属土，两者相互制约，其病变亦互相影响。正常状态下土得木而达之，脾胃主运化，肝胆主疏泄，疏利肝胆可促进脾胃运化，促使脾升胃降，完成水谷饮食的消化吸收。若肝胆之木疏泄不利，则出现"木不疏土"及"木疏太过"的病理情况。"木疏太过"即所谓"木乘土"。《伤寒论》指出"正邪分争，往来寒热，休作有时，嘿嘿不欲饮食，脏腑相连，其痛必下，邪高痛下，故使呕也"，上述强调肝胆横逆乘脾胃，可致脾不能升清、胃不能降浊，从而出现胀满、泄泻、腹痛、呃逆、恶心干呕、胃痛脘痞不食、吐酸水涎沫等症。然而，《血证论》又云："肝之清阳不升，则不能疏泄水谷，渗泄中满之证。"此类"木不疏土"情况，即肝胆功能失常，不能疏泄脾土，同样影响脾胃运化功能，出现脘腹痞满、呕恶纳呆、腹胀、腹痛、便溏的表现。总之，肝胆春升少阳之气对于脾胃病的形成有重要影响。因此，在少阳枢机不利所致脾胃病的具体施治中，王教授认为需注重运转枢机、疏利肝胆，临证遣方选取恢复少阳枢机的柴胡剂，包括柴胡桂枝汤、柴胡桂枝干姜汤。

2. 调脾胃枢机重在补泻兼施，寒热同调

脾胃升降之枢运转失常，则脾气不升、胃气不降，脾胃运化功能失调。若脾不升清，运化失司，可见痞满腹胀、便溏泄泻等症；若脾气不升反下陷，可见久泻、脱肛等症。若胃气不降浊，则糟粕不下传而见脘腹胀满疼痛、不欲饮食、便秘等症；若胃气不降而反升，则见嗳气、呕恶、噎膈等症。临证多为脾胃同病，出现痞满胀痛、恶心呕吐、腹痛泄泻、消化不良等

脾胃病兼症。总之,脾不能升清,胃不能降浊,清浊相干,中焦枢机不能运转是脾胃病的根源。因此,对于脾胃枢机不利导致的脾胃病,在具体施治方面,王教授认为需调理脾胃、补泻兼施、寒热并调,恢复脾胃升降是治疗脾胃病的基本大法。临证所见脾胃枢机不利之脾胃病,多因脾胃不和、升降失常、阴阳不和、寒热错杂而致,王教授总结为上热下寒,又即胃热脾寒。胃热多为胃气不降而上逆,可见呕吐、嗳气、恶心等症;脾寒清阳不升而下陷,易出现腹泻下利、肠鸣或大便干湿不调等症。调理脾胃气机升降以辛开苦降为大法,予半夏泻心汤、柴胡桂枝干姜汤、乌梅丸治疗。王教授认为根据患者实际情况,通过调整方中辛苦药与甘药的比例,使全方补泻作用有所侧重,随寒热偏重不同加减,补泻兼施,寒热并调,以达寒热平调。

3. 辨病辨证,中西合璧

王教授认为经方应用的关键在于抓主证、守病机,方证相应,病证结合。在脾胃病的临床辨治原则上,王教授强调辨病辨证、中西合璧。临证当抓主证,辨中西医之病为先,辨证为主,辨病与辨证相结合,既重视传统意义上的方证相应,又不忽视西医的病证结合,从而提高诊断和治疗的准确性和综合性。王教授认为临床辨治首先需根据中医和西医检查结果诊断疾病,然后遣方用药。遣方用药需先辨证,脾胃病发病不离"少阳之枢不能运转、脾胃之枢不能升降"之根本。临证辨证应用脾胃病四大经方时,需善于举一反三,只要病机相同,即可打破原有方证的应用格局,扩大经方的使用范围。

三、临床特色

溃疡性结肠炎(ulcerative colitis, UC)是一种病因不明的慢性非特异性炎症性肠病,病变以溃疡为主,主要局限于直肠、结肠黏膜及黏膜下层,呈连续性、非节段性分布,以直肠和远端结肠受累多见,也可向近端扩展,甚至遍及整个结肠。本病属于中医学"腹痛""泄泻""痢疾""肠风""脏毒"等病症范畴,中医药防治溃疡性结肠炎效果确实。UC分为活动期和缓解期。

活动期消化系统常见症状为泄泻、脓血便（血多于脓）、腹痛、腹胀、里急后重、肠鸣增多、矢气增多、肛门下坠、排便不爽、肛门灼热、泻下急迫；肠外症状为乏力、神疲、畏寒、少气懒言、腰部酸软、下肢酸软、口苦、口咽干燥、纳呆、失眠、多梦、急躁易怒、烦躁、精神抑郁；舌象以胖大舌、齿痕舌、黄苔、腻苔、厚苔、燥苔为主；脉象以脉细、脉弦、脉滑为主。缓解期消化系统常见症状为腹痛、泄泻、里急后重、腹胀、排便不爽、肠鸣增多；肠外症状为口咽干燥、急躁易怒、畏寒、腰部酸软、神疲、精神抑郁、少气懒言；舌象以齿痕舌、胖大舌、淡白舌为主，白苔、苔腻；脉象以细脉、沉脉为主。可见活动期以实为主，兼有虚象；缓解期以虚为主，兼有实象。因此，对于活动期的患者，治疗应以祛邪为主，即在清热、化湿的同时，兼以补益阳气；缓解期应以扶正为主，即在补益脾肾阳气的基础上，兼以化湿等。

（一）病证结合，主病主方

王庆国教授临证时非常重视病证结合，他认为："病证结合不单单是指西医的病与中医的证结合，而是指中西医病种与证候的结合，体现为专方对病、加减应证的治疗特色。"目前，中医学界十分强调辨证论治，似乎认为其是中医临床辨治的唯一方法，而王教授强调对此不可偏执，辨证论治一定要结合辨病治疗，正如宋代医家朱肱所言"因名识病，因病识证，而治无差矣"，说明证是疾病之下存在的概念。每种疾病都有其规律性的发生、发展过程，这是由疾病的根本矛盾所决定的，只有重视辨病才有助于把握其转归和预后。同时，病之初期或尚未恢复之时，许多患者已无证可辨，如果不辨病只辨证，将会失去治疗机会。所以，历代医家皆十分重视辨病环节，一系列专病专方也因此应运而生，并且便于把握疾病本质，进行主动治疗。简而言之，虽有异病同证，然同证之下必有不同主诉、不同表现。所谓"病诸于内，必形于外"，疾病的症状表现不同说明其内在的病理机制有别。所以，王教授强调针对主病病机选用相合之主方，再随证进行加减治疗。清代医家徐灵胎在《兰台轨范》中曾曰："一病必有主方，一方必有主药。"又说："如一方所治之病甚多者，则为通治之方，先立通治方一卷以候随症拣用。"王教授对此观点十分赞同，而实现这一点的关键则立足于对疾病核心病机的认识。疾病在发展过程中，往往存在一个主要的病性、病位，对应着主要病机，因此，抓住核心病机确定主方加减则可事半功倍。

对于溃疡性结肠炎，王庆国教授通过临床经验总结，肝郁脾虚、湿热内盛兼以瘀血内阻是其主要病机。脾胃升降失常，大肠传导失司，湿热壅滞与气血相搏，损伤肠络，化腐成脓。腹泻、腹痛、喜温喜按，因脾阳不足所致；黏液脓血便因湿热蕴肠、化腐成脓所致。部分患者兼有肾阳虚，因先天禀赋不足，肾阳不能温煦，火不暖土，导致脾阳亏虚；腹泻日久，脾阳亏虚，也会伤及肾阳，出现恶寒、肢冷等症状。且湿为阴邪，最伤阳气，阳气益虚，浊邪积聚益甚，终致病程缠绵，反复发作。由于本病脾肾阳虚为本，气滞、湿热、瘀血为标，呈现寒热错杂、虚实互见之证，故治疗时应温中清热并举，应用清肝温脾、清利湿热、养血活血之法。临床常用柴胡桂枝干姜汤、援绝神丹合方加减治疗。组成：柴胡 10g，黄芩 10g，桂枝 10g，干姜 10g，煅牡蛎 30g，天花粉 20g，炙甘草 15g，大枣 20g，当归 30g，白芍 30g。柴胡桂枝干姜汤即小柴胡汤减半夏、人参、生姜、大枣，加桂枝、干姜、牡蛎、天花粉而成。其中，柴胡配黄芩，以和解少阳之邪；桂枝、干姜、炙甘草补脾散寒，温通阳气；天花粉生津止渴，配牡蛎以软坚开结。不呕，故去半夏；因气化受阻，故去滞之人参、大枣，而加行之桂枝、干姜。此方既解少阳之邪，又温寒通阳而行气化。柴胡桂枝干姜汤既能清解少阳胆热，又能温补太阴脾寒，所以用来治疗少阳胆热兼有太阴脾寒证，简称"胆热脾寒"，常能获令人满意的疗效。王教授认为，柴胡桂枝干姜汤在《伤寒论》中用治"汗而复下"引起的少阳病兼气化失常证。刘渡舟教授将本方的适用范围扩大到以肝热脾寒或肝郁脾虚为主要病机的一类病证，如病毒性肝炎、肝硬化、慢性胃炎、结肠炎等。王教授仿援绝神丹之意用当归、白芍养血活血，柔肝护脾。两方相合，共奏清肝温脾、清热利湿、活血化瘀之功，切合本病寒热错杂、虚实互见的病机，故收佳效。

（二）理气活血，贯穿始终

王庆国教授认为，溃疡性结肠炎患者虽病因不同，证型各异，但其病机均有气机不畅、瘀血内阻的一面。肠道气机失调，不能升清降浊，则水谷精微与糟粕混杂而下出现腹泻；气滞不畅则腹痛或里急后重；气滞血瘀日久，肠道血脉凝滞，则腹痛更甚。腹泻、腹痛、里急后重是溃疡性结肠炎的突出症状，理气活血不仅能解除腹痛、里急后重，也有助于纠正腹泻，因此，理气活血法是治疗溃疡性结肠炎的主要治法之一，临床中可根据辨证与其他治疗法则配合应用。王教授在临床常重用当归、白芍至 30g，此是借鉴陈士铎的援绝神丹之意，柔肝以护脾。援绝神丹在《石室秘录》中用于治疗痢疾，以当归、白芍为君，言"此方妙在用白芍、当归至二两之多，则肝血有余，不去制克脾土，则脾气有生发之机，自然大肠有传导之化"，并适当加入丹参、赤芍、郁金、延胡索、败酱草、木香、槟榔等理气行血之品，每收佳效。另外，王教授在治疗溃疡性结肠炎的大便脓血症状时，强调应慎用收敛止血药。盖湿热蕴结，化腐成脓，损伤肠络，则有大便脓血。湿邪不去则脓血不净，故应清利湿热，而不可急于止血，以防闭门留寇。若出血量较多或大便成形而便鲜血时，则酌情加入仙鹤草、藕节炭、炮姜炭、荆芥炭等。

（三）清肝理脾，不容忽视

王庆国教授强调，本病与情志因素密切相关，患者生气或抑郁时容易诱发，均提示溃疡性结肠炎与肝郁气滞、肝血不和有关，可见肝气不调、克伐脾土是其发病的重要因素。另外，有学者认为，精神障碍可影响自主神经，导致肠道运动功能失调，从而引起溃疡性结肠炎，临床上常见患者伴有焦虑、紧张、多疑等表现。UC 患者临床常可见胸胁胀闷，急躁易怒，病情每因情绪波动而变化，口苦心烦，不思饮食等肝气偏盛表现。这与柴胡桂枝干姜汤所治之胆热脾寒证相应，其临床特点是既有胸胁苦满或疼痛、口苦咽干、心烦，又有脘腹胀满、大便稀溏、不欲饮食等症。该方与大柴胡汤治疗少阳病而兼阳明腑实对照而言，恰有寒热虚实鉴别的意义。除此之外，王教授认为，采用精神疗法或音乐疗法治疗这类患者有一定的疗效，适当参加体育锻炼如慢跑、太极拳、内养功，参加音乐欣赏会，或看一些娱乐性的杂志、小说等，对患者病情的康复大有裨益。

（四）内外合治，疗效更佳

王庆国教授通过长期的临床实践发现，在对活动期溃疡性结肠炎的治疗中，中药内服配合灌肠给药，可提高疗效。灌肠给药可使药物直达病所，提高病变位置的血药浓度，保护肠道溃疡面，改善局部血运，较快地促进炎症吸收和溃疡愈合，并可避免或减少消化液和消化酶对药物作用的影响和破坏，有利于药物作用的充分发挥。王教授在临床上常用的灌肠药物有儿茶、白及、五倍子、赤石脂等，并加用锡类散等中成药，配合内服中药，内外兼治，每能提高疗效。有学者通过对比实验研究发现，灌肠给药的远期疗效和促进溃疡愈合方面远优于西药及口服中药途径，从现代科学研究角度证实了灌肠给药的优越性。此外，饮食不节是引发溃疡性结肠炎、影响治疗效果和康复的重要因素，合理的饮食对溃疡性结肠炎患者来说十分重要。王教授认为，合理饮食首先要做到饮食有节制，定时用餐，不可过饥过饱，以食用温软而易于消化的食物为宜，做到辨证用膳，对症进食。若条件许可，还可根据病情的不同，选择食用药膳进行调养。

（五）温清并举，寒热同调

溃疡性结肠炎大多病情迁延，湿热瘀血阻滞肠道，常损伤正气，虚实互见，最终形成脾肾阳虚、寒热错杂之证。此时纯用寒凉之剂则泄利更甚，伤及脾阳，助长湿邪；而用温热之剂又恐助热伤阴，使心烦、便干加重。唯有治以寒热同调、辛开苦降、清利湿热、养血活血之法，方为正途，寒温二法并用，不可偏废。临床上根据病情寒热偏重，可在专方基础上灵活加用温清之品。

王教授清利肠道湿热常用白头翁、葛根、黄芩、黄连、黄柏、马齿苋、白花蛇舌草、凤尾草等，或用葛根芩连汤、芍药汤合方化裁：葛根30g，黄芩 10g，黄连 10g，黄柏 10g，白头翁 30g，当归 30g，白芍 30g，木香 10g，槟榔 10g。方中葛根辛甘凉，解肌清热，并能升津止利；黄芩苦寒而清肠热；黄连味苦，能坚阴液、厚肠胃以止下利；白头翁清解肠中湿热毒邪；黄柏苦寒清热，解毒燥湿，助白头翁清化肠中湿热；当归、白芍养血活血，缓急止痛；木香、槟榔行气导滞，恢复肠道传化之职。诸药配合，具有清热燥湿、行气导滞、养血活血、改善胃肠功能之功效，切中湿热壅滞型溃疡性结肠炎的发病机制。

常用温中涩肠之品包括干姜、白术、党参、肉豆蔻；如脾胃久寒致使肾阳亏损，则加用补骨脂、赤石脂、灶心黄土、胡芦巴、乌药、益智仁、乌梅、五味子等温阳固脱、收敛止涩之品。王教授对于胡芦巴一药有独到认识，常借鉴近代名医陈鼎三的学术经验，对于脐中、下腹疼痛患者，在真武汤基础上加入胡芦巴，效果明显。《嘉祐本草》谓胡芦巴"味苦，大温，无毒"，主治"元脏虚冷气"。盖脐中和小腹属于脾肾元阳所居之处，溃疡性结肠炎患者症见脐中、小腹疼痛，证属脾肾元阳亏虚寒凝者，加入胡芦巴可温阳散寒止痛，每收卓效。

四、验案精选

（一）寒热错杂，升降不利案

徐某，女，25 岁。2017 年 2 月 21 日初诊。

主诉：黏液脓血便、腹痛反复发作 2 年余，再发加重 5 天。

患者 2 年前无明显诱因出现腹痛，大便呈黏液脓血状，每日四五次，前往当地西医院治疗。肠镜检查结果显示全结肠充血，乙状结肠及直肠充血糜烂。结合患者症状、体征及辅助检查，当地西医院诊断为溃疡性结肠炎，予以美沙拉秦口服抗炎及对症处理后症状缓解。此后常因受凉、气温下降反复发作。5 天前因受凉后再次出现上述症状，刻下见泻下黏液脓血便，便前小腹痛，每日 5 次。伴见肛门灼热、里急后重感，直肠不完全脱垂，便时下坠感。腹凉，腹部喜温喜按，手足冷，纳可，寐安。舌体小，色红质嫩，苔薄黄，脉弦细。辅助检查：血常规示白细胞计数（WBC）3.7×10⁹/L。

西医诊断：溃疡性结肠炎。

中医诊断：痢疾，腹痛。

证候诊断：寒热错杂，升降不利证。

治法：寒热同调，清利湿热，活血通络，升阳健脾。

处方：乌梅丸、葛根芩连汤、援绝神丹、薏苡附子败酱散合方加减。

用药如下：乌梅10g，川椒10g，生晒参10g，制附片10g，吴茱萸15g，干姜30g，黄连15g，当归20g，炙甘草10g，大枣10g，黄芩10g，白芍25g，葛根20g，败酱草15g，炒白术15g，炒山药15g，薏苡仁20g，小茴香10g，薤白15g，升麻10g。14剂，水煎服。

二诊（2017年3月8日）：患者诉服药2周后大便成形，每日3次，脓血便症减，无便前腹痛。肛门灼热、里急后重感症减，便时肛门下坠感较前减轻。偶有小腹凉，手足冷较前好转，伴有白天疲乏，纳可，寐安。舌质淡红，苔薄白，脉弦。前方生晒参改黄芪，升麻改为6g，制附片加至15g，加仙鹤草30g，棕榈炭20g。共14剂，水煎服。

三诊（2017年4月20日）：患者诉服药后大便成形，每日2次，无脓血便，偶有白色黏液。无腹痛，无肛门灼热、里急后重感，无肛门下坠感。腹凉好转，手足温和，疲乏感明显减轻。纳可，眠佳。舌质淡红，苔薄白，脉滑。复查肠镜，结果显示为慢性结肠炎。实验室检查：WBC 5.8×10⁹/L。守前方继进，共14剂，水煎服。

5个月后随诊，患者未再出现黏液脓血便，病情稳定。

按：本案患者泻下日久，伤及肾阳，阴寒内盛，失于温煦，故见腹凉；阳虚不能达于四末，则见手足冰冷。病虚日久影响脾胃，升降失司，阴阳二气不相顺接，则见肛门灼热、里急后重等热象。结合患者舌脉，辨为寒热错杂、升降不利之证。方选乌梅丸、葛根芩连汤、援绝神丹、薏苡附子败酱散合方加减。药用制附片、吴茱萸、干姜"三阳开泰"；黄芩、白芍、甘草，意在合黄芩汤以清热止利，黄芩汤可治疗泄泻，尤擅治疗痢疾，故汪昂《医方集解》中称"仲景此方遂为万世治痢之祖矣",因而此方多为后世医家治疗痢疾所常用;炒白术、薏苡仁取健固汤之意以健脾渗湿止泻;小茴香温阳散寒止痛,薤白、升麻行滞升陷。全方寒温并用,共奏清热温寒之功,寒热得调,气机升降自顺。二诊时症见疲乏无力,加仙鹤草,仿三仙汤之意补虚扶正以增体力;患者仍有手足冷之寒象,加重制附片用量以增强全方温阳散寒之效;另外,生晒参改黄芪,加棕榈炭意在增强补气升阳止血之功。三诊时患者诸症皆愈,偶有白色黏液便,予前方继进巩固疗效。王教授临证时常常升麻、薤白同用,意在借升麻升举阳气之功,加强薤白升阳举陷之力,治疗肛门下坠,每收佳效。

(闫军堂整理)

(二)肝热脾寒,气机失调案

马某,男,32岁。2014年10月14日初诊。

主诉:黏液脓血便反复发作7年,再发加重3天。

患者7年前无明显诱因出现腹泻,大便呈黏液状,可见血液,每日1次。前往当地西医院治疗,肠镜检查结果:距肛门14～35cm处黏膜粗糙、糜烂,可见大小不等溃疡,触之易出血。结合症状及辅助检查,当地西医院诊断为溃疡性结肠炎,予柳氮磺吡啶口服等对症处理后症状缓解。此后常反复发作,现口服柳氮磺吡啶已无效。3天前因劳累后再次出现上述症状,刻下见大便呈黏液脓血状,每日1次,腹凉,无明显腹痛,偶有口苦,纳可,寐安。舌质淡暗,苔薄白,脉弦滑。辅助检查:血常规WBC $2.6×10^9$/L。

西医诊断:溃疡性结肠炎。

中医诊断:痢疾,腹泻。

中医辨证:肝热脾寒,气机失调。

治法:清肝温脾,清利湿热,养血活血,补益肾阳。

处方:柴胡桂枝干姜汤、葛根芩连汤、四神丸、援绝神丹加味。

具体用药如下:柴胡10g,炒黄芩10g,桂枝10g,干姜20g,党参15g,川黄连10g,煅牡蛎15g,葛根20g,当归20g,白芍20g,菟丝子10g,吴茱萸 8g，肉豆蔻 10g，五味子 10g，赤石脂 10g，乌枣 10g，生姜 10g。14 剂，水煎服，每日 1 剂。

二诊（2014 年 11 月 23 日）：患者诉服药 1 周后大便成形，服药 2 周后大便已无血，但仍有脓液，每日 1 行，腹凉较前好转，无腹痛，无口苦，眠安。舌质淡，苔薄白，脉弦。前方去吴茱萸，加益智仁、白头翁、炒薏苡仁、桔梗、制附片、灶心黄土各 10g。14 剂，水煎服，每日 1 剂。

三诊（2014 年 12 月 22 日）：患者诉服药后大便成形，已无脓血便，每日 1 行，无腹凉腹痛，无口苦，纳可，眠佳。舌质淡，苔薄白，脉滑。辅助检查：WBC 4.9×10^9/L。复查肠镜结果显示为慢性结肠炎。前方加地榆炭 10g。14 剂，水煎服，每日 1 剂。

1 个月后随诊，患者诉未再出现黏液脓血便。

按： 本案患者症见大便呈黏液脓血状，证属内有湿热瘀血。口苦，为少阳肝胆郁热、津液不能上濡所致。肝胆郁热克伐脾土，脾失温煦，则见腹凉。结合患者舌淡暗、苔薄白、脉弦滑之象，可辨为肝热脾寒之证。王教授认为此证多属少阳枢机不利，肝失疏泄，肝脾失和，脾脏不能运化，统血之功无能，因而水湿下注大肠，血液失于固摄，发为此病。治以清肝温脾、疏利气机，方选柴胡桂枝干姜汤、葛根芩连汤、四神丸、援绝神丹加味。二诊患者仍有脓液便，予前方加白头翁、炒薏苡仁、桔梗以清热化湿排脓，加益智仁增强温脾止泻之效，加制附片、灶心黄土温脾阳缓解腹凉，去吴茱萸意在防止少阳肝胆之热伤及津液。全方所用之药各司其职，共奏清肝温脾之功。三诊患者诉已无黏液脓血便，诸症皆愈，予前方加地榆炭以巩固疗效。

王教授治疗本案患者重用当归、白芍，取援绝神丹柔肝护脾之意，临床用量一般为 20～30g。王教授认为，此证以口苦、便溏为主症，正如刘渡舟《伤寒论十四讲》所讲："柴胡桂枝干姜汤治胆热脾寒，气化不利，津液不滋所致腹胀，大便溏泻，小便不利，口渴，心烦，或胁痛控背，手指发麻，脉弦而缓，舌淡苔白等症。"《伤寒论》云："太阴之为病，腹满而吐，食不下，自利益甚，时腹自痛。若下之，必胸下结硬。"此为太阴病提纲，突出下利之症。王教授认为，口苦多病在少阳，便溏则多病在太阴。此外，王教授认为，活动期溃疡性结肠炎多在春秋季复发，因为春季肝木旺盛，易克脾土；秋季为肺脏主之，肺金气盛，反侮母脏；因此，脾失运化，水湿瘀血下注于肠发为本病。

（闫军堂整理）

（三）肝热脾寒，湿热瘀血内阻案

张某，男，26 岁。2013 年 6 月 14 日初诊。

主诉：反复大便稀溏，伴黏液、脓血 5 年余。

患者 2008 年因腹泻、便脓血就诊于当地医院，诊断为溃疡性结肠炎（具体检查报告未见），服用西药控制良好。2012 年年初复发，继服西药柳氮磺吡啶肠溶片无效，之后腹泻、便脓血时有发作，间断加重。刻下症见大便成形，有脓血黏液，每日 1 次，腹部无明显不适。舌质淡暗，苔薄白，脉弦细滑。

西医诊断：溃疡性结肠炎。

中医诊断：肠风下血。

中医辨证：肝热脾寒，湿热瘀血内阻。

治法：温阳健脾，调肝和血，清热祛湿，排脓止泻。

处方：柴胡桂枝干姜汤、葛根芩连汤、援绝神丹合方加减。

具用药如下：当归 20g，白芍 20g，柴胡 10g，炒黄芩 10g，桂枝 10g，干姜 20g，煅牡蛎 15g，葛根 20g，川黄连 10g，党参 15g，菟丝子 10g，吴茱萸 8g，肉豆蔻 10g，五味子 10g，赤石脂 10g，乌枣 10g。14 剂，水煎服，每日 1 剂。

嘱：少吃辛辣油腻及煎炸食品，烹调各种菜肴应尽量少油；忌食生冷蔬菜、水果，以及刺激性的葱、姜、蒜等调味品；宜少食多餐，增加营养；戒烟戒酒。

二诊（2013 年 7 月 23 日）：自述服药后大便已无血，但仍有脓液，大便成形，每日 1 次，无肛门下坠感，精力尚可。舌暗红，苔白黄腻，脉弦紧。为避免多生湿热，化腐成脓，王教授去偏温热之吴茱萸，加清利湿热之白头翁 10g，炒薏苡仁 10g，排脓之桔梗 10g。14 剂。同时嘱咐患者，若效果明显可再服 14 剂。

三诊（2013 年 8 月 23 日）：服用前方 28 剂后，大便时干时稀，有时两日 1 次，若两日 1 次则大便有脓，偶有便血、量不多，无腹痛、腹部凉。舌质淡暗尖红，苔白腻，脉弦细。于前方加地榆炭 10g，7 剂，两日 1 剂。

四诊（2013 年 10 月 8 日）：服用前方 14 剂后因国庆假期停药，今日就诊时，自述偶有便脓血，精神良好，余无不适。舌质暗，苔腻，脉弦细。王教授观患者病情明显减轻，仍治以温阳健脾，调肝和血，辅以清利湿热。处方：当归 20g，白芍 20g，柴胡 6g，炒黄芩 10g，川黄连 8g，桂枝 10g，干姜 20g，煅牡蛎 15g，党参 15g，乌梅 6g，制附片 10g，炒薏苡仁 20g，败酱草 30g，赤石脂 15g，灶心黄土 10g，小蓟炭 10g。10 剂，水煎服，两日 1 剂分服。

五诊（2013 年 11 月 7 日）：最近天气转冷，患者便血次数有所增加，白天偶作，有脓液，大便日 1 次。舌脉无变化。前方去赤石脂，加薏苡仁 15g 清利湿热，荜茇 10g 温健中阳。14 剂，水煎服，两日 1 剂分服。

六诊（2014 年 3 月 4 日）：患者坚持服用前方至今，现大便已无脓血，无里急后重、肛门灼热感，大便日 2 次，先干后稀。舌脉同前。嘱患者继服前方，巩固疗效。注意饮食作息，避免劳累，不适随时复诊。

按： 溃疡性结肠炎在中医古籍中并无相关记载，根据其腹泻便溏、黏液便血、腹痛腹胀、里急后重及久泻不止的临床特征，将其归属于"腹痛""泄泻""痢疾""肠风""脏毒""肠澼"等病证范畴。现代人生活节奏快，工作压力大，精神紧张，起居作息没有规律，正如《素问·太阴阳明论》曰："食饮不节，起居不时者，阴受之……下为飧泄，久为肠澼。"脾气不足，正气亏虚，易感外邪；嗜食肥甘厚味、辛辣油腻之品，久则酿生湿热，湿热困脾，脾失运化，升降失调，肠道无以泌别清浊；忧郁恼怒，精神紧张导致肝气郁结，土虚木乘，肝郁脾虚，肠中气机壅滞，瘀血内生，与肠中腐败之物相结，化为脓血。久病及肾，脾肾阳虚，失于温煦，不能腐熟水谷，则成五更泄泻。因此，本病以脾阳不足为本，湿热瘀血为标，兼有肝气失调、肾阳亏虚等。

王庆国教授治疗本案患者以温阳健脾、调肝和血培其本，清热利湿、排脓活血治其标。其中，柴胡桂枝干姜汤在《伤寒论》中本用于治疗"汗而复下"引起的少阳枢机不利兼气化失常，王教授将此方用于本病，意在以柴胡配黄芩和解少阳，桂枝配干姜温散脾寒。重用当归、白芍，借鉴陈士铎《石室秘录》之援绝神丹。同时，王教授也注意祛除湿热，方中黄连治疗多种下利，《神农本草经》云其"味苦寒，主……肠澼，腹痛，下痢"。黄芩、黄连与葛根相配即为葛根芩连汤，有清热除湿、升阳止泻之功。黄芩与芍药相配，仿黄芩汤之意。初诊时患者有便脓血，此乃湿热蕴结，化腐成脓，损伤肠络之象。此时当以清利湿热为主，不可急于止血，否则有闭门留寇之嫌。待患者治疗近半年后，湿热大退，王教授才酌情加入少量的地榆炭、小蓟炭等收敛止血之药。结合患者的舌、脉象，有脾肾阳虚之征，故又加入四神丸以温阳止泻。观此案，王教授从初诊时便紧紧抓住溃疡性结肠炎的核心病机，确立了温阳健脾、调肝和血、清利湿热、排脓止泻的治疗大法，遣方用药精当，在治疗过程中结合病情变化随症而治，理法方药丝丝入扣，取得了良好的治疗效果。

（闫军堂整理）

【参考文献】

［1］陈聪爱，王雪茜，程发峰，等.王庆国教授临证运用附子经验总结［J］.现代中医临床，2021，28（1）：36-39，43.

［2］翟昌明，鲁放，马重阳，等.王庆国治疗胃脘病三法［J］.中华中医药杂志，2020，35（1）：189-192.

［3］刘姝伶，程发峰，马重阳，等.王庆国教授运用小柴胡汤加减治疗消化系统疾病验案三则［J］.环球中医药，2019，12（11）：1710-1712.

［4］雷超芳，翟昌明，马重阳，等.王庆国治疗溃疡性结肠炎活动期经验总结［J］.山东中医杂志，2019，38（9）：861-865.

［5］闫军堂，王雪茜，刘晓倩，等.王庆国教授治疗溃疡性结肠炎的辨治思路与用药特色［J］.中华中医药学刊，2017，35（2）：398-401.

［6］王雪茜，刘晓倩，王冬，等.王庆国运用《伤寒论》中"柴胡汤类方"证治经验［J］.中华中医药杂志，2016，31（11）：4553-4555.

［7］赵琰.王庆国教授学术思想、临床经验总结及其治疗脾胃病的用药规律研究［D］.北京：北京中医药大学，2016.

［8］闫军堂，赵妍，王雪茜，等.基于中医传承辅助系统的王庆国教授治疗溃疡性结肠炎用药规律研究［J］.中国实验方剂学杂志，2015，21（14）：186-190.

［9］赵琰，王雪茜，王国力，等.王庆国运用半夏泻心汤及合方治疗脾胃病经验［J］.北京中医药，2014，33（7）：507-508.

［10］李哲，赵妍，王庆国.王庆国教授活用葛根芩连汤合方经验［C］.全国第二十一次仲景学说学术年会论文集.中华中医药学会仲景学说分会：中华中医药学会，2013：348-351.

［11］闫军堂，刘晓倩，王雪茜，等.王庆国谈经方运用的五项原则［J］.中医杂志，2013，54（1）：69-71.

［12］畅洪昇，鲁艺，陈萌，等.王庆国教授调枢机治疗思路探讨［J］.北京中医药大学学报，2012，35（10）：702-704.

［13］赵宇明，尤海燕，刘哲，等.基于数据挖掘的王庆国教授对刘渡舟教授用药传承规律的研究［J］.北京中医药大学学报，2012，35（5）：293-296，302.

［14］闫军堂，刘敏，王雪茜，等.王庆国教授运用经方"泻心剂"经验［J］.中华中医药杂志，2011，26（11）：2610-2613.

［15］程发峰，王雪茜，刘敏，等.王庆国治疗溃疡性结肠炎经验［J］.中医杂志，2011，52（2）：166-167.

［16］崔健，张晗睿，王庆国.王庆国应用柴胡桂枝干姜汤的经验［J］.辽宁中医杂志，2009，36（7）：1213-1214.

［17］畅洪昇，陈萌.王庆国运用柴胡剂的经验［J］.中国医药学报，2002（10）：609-610.

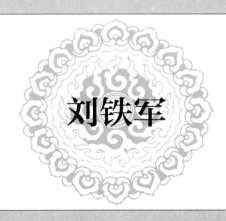

刘铁军

一、医家简介

刘铁军，男，1954 年 1 月生，中共党员，长春中医药大学终身教授，博士研究生导师，主任医师。从事医教研工作 40 余年。吉林省首批拔尖创新人才，吉林省名中医；国家中医药管理局评聘的全国第四批至第七批老中医药专家学术经验继承工作指导老师及全国名老中医药专家传承工作室指导教师，国家中医药管理局中医预防医学重点学科学术带头人；长春中医药大学高层次人才团队"脏毒腑秽学说基础与应用创新研究团队"领军人才。曾获得长春市委、市政府授予的"突出贡献专家"及"优秀科技人才"，吉林省、长春市卫生主管部门颁发的"医德标兵"及吉林省卫生系统"先进个人"等荣誉称号。

刘铁军教授创立并日臻完善了"脏毒腑秽学说"，擅治疑难病症、恶性肿瘤（癥瘕积聚）及急危重症，尤其对肝胆胃肠胰腺病和焦虑症、抑郁症的诊治颇有研究。主持及指导团队完成科研课题并获奖超 50 项。获国家药品监督管理局新药临床批件 1 项，实现科技成果转让 1 项，获国家发明专利 1 项。培养硕士、博士 140 余人（其中留学生 7 人），学术经验继承工作继承人 8 人。完成专著 5 部，主编著作 5 部。发表学术论文 200 余篇。研发院内制剂 8 项，深受广大患者的欢迎。

二、学术思想

（一）传承任继学，应用"下法"之源

刘铁军教授在少年时，曾在乡镇卫生院中药房工作，后于 1977 年考入长春中医学院（现长春中医药大学），从最基础的学习开始，他学的每一本教材、每一本经典古籍、每一本临床验案皆成为其日后从医的基石。1988 年，已过而立之年的刘铁军教授又以优异的成绩考取了我国首届国医大师任继学

教授的研究生。在任继学教授的影响下，刘铁军教授非常注重对中医经典的学习，其中值得一提的是任继学教授运用中医下法治疗疾病对刘铁军教授的影响。谈起"下法"，刘铁军教授常提起一件往事。40岁那年的一天，刘教授随导师、国医大师任继学教授查房，一男性耄耋老者因中风卧于病榻，昏迷数日，声高气粗，喉中痰鸣，开口望之，舌体瘦小，质暗红，苔黄燥起刺，燥裂，把脉沉实。尽予中西医治疗，未见疗效，家属几近放弃。任老细究病史，察色按脉，予大承气汤保留灌肠。灌肠翌日，患者意识稍以恢复，目能识人，继予星蒌承气汤口服；灌肠一周，可简诉其言，余症皆减。而后，刘铁军求教于任老何故，师曰："该患为痰热腑实之证，六腑以通为用，腑气以降为顺。只有腑气得通，浊邪下行，则无上逆扰闭清窍之虑。"又曰："胃气得降，脾气得升，中焦转输顺畅，气机运化有度，病患则无血瘀、痰浊之忧。"从此之后，刘铁军教授便开始钻研中医下法的应用，通过不断的临床实践，刘铁军教授认为"下法"可使停聚于肠胃之邪从下而出，以调节脾胃功能，使中焦气机调畅，遂将其应用在消化系统疾病的治疗中，临床收获颇丰。

在临床工作中，刘铁军教授强调中医下法不应局限于要有"下下之证"而下之，也勿拘泥于"满、胀、燥、实"等需攻则攻之症，主张在临证时要审证求因，辨证论治。刘铁军教授提出下法有二：一则急下以攻邪，使邪去正安；二则缓下以通为补，通因通用使气血得复。其中尤值得注意的是刘铁军教授对大黄的应用。刘铁军教授遵从中医五脏六腑之气皆为一元的"气一元论"基本原理，认为大黄具有"利水谷、荡胃肠、推陈致新"之用，又因脏腑相表里的关系，可"安和五脏"。刘铁军教授在治疗溃疡性结肠炎时尤善使用大黄类，以发挥祛邪、通因通用之意。若患者以腹痛、腹胀、便下脓血为主症，呈一派实证之象，运用中医下法可助邪从魄门而出，病邪得去，正气得复，则诸症缓解。若患者以大便稀溏、久泻不止、夹赤白黏冻为主症，以虚证为主，也可使用下法，此时取"通因通用、以通为补"之意。在治疗此病时，刘铁军教授常辨证使用大黄类泻下之品，使六腑得通，五脏功能恢复正常。

（二）师承阎洪臣，善用经方对药

沙场重点兵，临床重乎方。刘铁军教授60岁左右仍在繁忙的医教工作之余抽出时间，跟诊于长春中医药大学终身教授阎洪臣教授。阎老尤重经典，他常举例说："《素问·阴阳应象大论》所讲'阴阳者，天地之道也'的'道'是什么？他说的道是一种规范，一种法则，你有这个道才能不断地前行，不断地发展，路线对了，才能往前走。"刘铁军教授从中深深体会到只有读经典、诵名方、求古训、勤临床，才能找到成为名医的道。在阎洪臣教授的教导与启发下，刘铁军教授结合自身临床经验，总结经典对方与对药的辨证组合运用，发现其应用价值并运用于临床工作中。刘教授认为，对方在临床的应用可显治病求本之能，经典对方具有"四两拨千斤"之效。比如柴胡疏肝汤合保和丸可治疗胃肠病气滞食积证，再比如血府逐瘀汤合柴胡疏肝汤可治疗肝病气滞血瘀证。还有天花粉和石斛、柴胡和川芎、黄连和黄柏、瓦楞子和石膏等，这样的对药在临床应用中往往可事半功倍。

刘铁军教授运用经典方剂治疗疾病，临床疗效显著，他坚信不可随意对经典名方进行加减以防少一而全损。刘铁军教授临床常用的经典方剂多达300余首，频繁使用的中药多达300余味。在治疗溃疡性结肠炎时，刘铁军教授多辨证使用经典方剂进行治疗。对于以腹泻、便下黏液脓血、腹痛、里急后重、肛门灼热为主症的大肠湿热证，刘铁军教授多使用芍药汤加减治疗；以便下脓血或血便、腹痛、发热、里急后重为主症的热毒炽盛证，使用白头翁汤加减治疗；对于以便下黏液脓血、白多赤少、夹不消化食物、肢体困倦懒言为主症的脾虚湿阻证，常予参苓白术散加减治疗；对于以大便稀溏、与情志有关、腹痛即泻、泻后痛减为主症的肝郁脾虚证，多以痛泻要方加减治疗；对于久病伤及脾肾阳气，以久泻不止、大便稀溏、滑脱不禁为主症的脾肾阳虚证，常予理中汤合四神丸加减治疗；久病耗气伤阴血，以大便干结、夹黏液脓血、腹隐痛、形体消瘦、五心烦热、气短懒言为主症的阴血亏虚证，予驻车丸、当归六黄汤加减治疗。刘铁军教授在治疗溃疡性结肠炎时，常使用的对药有大黄与黄连、黄连与黄柏、陈皮与半夏、升麻与柴胡、木香与黄连、藿香与佩兰、黄芪与白术等。刘教授认为经方是古代医家通过实践证明了的、有着几千年历史的、疗效可靠的方剂，现代医家在继承的基础上对其创新使其更适应现代人类体质，同时在方剂中适当加入对药使各个药物之间精妙配合以增强疗效。

（三）"脏毒腑秽学说"与"通腑除秽法"

刘铁军教授经过多年的临床实践，基于《素问·五脏别论》"六腑者，传化物而不藏，故实而不能满也"、《伤寒论》"脾家实，腐秽当去故也"、《温疫论》"逐邪勿拘结粪"等中医经典理论，结合西医"肠肝循环""肠道菌群"等研究，认为"腑秽"是导致多系统疾病的根源之一，以此创立"脏毒腑秽"学说。此学说包含四个内容，即疾病发展的四个阶段，分别为腑气、腑浊、腑毒、脏毒。六腑以通为用，六腑即胆、胃、大肠、小肠、三焦、膀胱的总称。腑气，为人体正常生理状态，包括正常六腑功能和气的通降之机。腑浊，主要指一般性疾病，为人体内糟粕不能及时排出体外但尚未成毒的一种状态，包括慢性非萎缩性胃炎、肠易激综合征、胆囊炎等。此期病情较轻，六腑功能损害较轻，预后良好。若失治误治，疾病进一步发展，或病起即重，邪气入营入血，日久入络，发为腑毒，主要包括肝性脑病、黄疸、溃疡性结肠炎等。此期病情凶险，易危及生命。疾病发展的终末阶段即为脏毒期，腑毒深重，伤及表里之脏，此期气血阴阳俱损，正气虚弱，主要包括各系统的癌症、肝肾综合征、肝性脑病后期等。此阶段病理过程复杂，预后较差。

贯穿疾病发展始终的即为"腑秽"，邪轻者化浊，浊重者成毒，毒甚传脏，三者相互作用，其本质则属于腑气不通，糟粕不除，久化腑秽。腑秽既是病理产物，又是致病因素。腑秽的核心病机为滞郁结合，影响六腑功能。滞以气滞为主，气机的升降失常，腑气不降；郁以食、痰、湿、火等病理产物郁阻为主。由腑生秽，由秽伤腑，腑病及脏，脏病及腑，脏腑合病，日久则出现虚实夹杂、气血不和、升降失常、寒热错杂、燥湿不济等。因此通利六腑，清除腑秽便是治疗相关疾病的核心所在。

刘铁军教授在"通腑化瘀"法的基础上，结合"脏毒腑秽学说"学术观点，创新性地提出"通腑除秽法"，即通降腑气、祛邪除秽之意。刘铁军教授将其运用于消化系统疾病的治疗中，急下以攻邪，缓下以排毒调气，通因通用，通补兼施，以通为补，调节一身之气机，使毒邪从肠道排出，切断"肠肝循环"，调节肠道菌群失调，从而达到祛除腑秽的目的，临床疗效显著。

刘铁军教授认为溃疡性结肠炎的病位在肠，与肝、脾、胃、肾密切相关。此病属于"脏毒腑秽学说"的腑毒阶段，多因情志失调，影响肝脏功能，致肝失疏泄，肝木克土，脾失运化，水湿停滞，痰浊内生，瘀阻脉络，形成腑毒，毒邪互结，脉络不通发为本病。治疗时多根据不同症状辨证论治，实证以攻邪为主，虚证以补为主，通补结合，以助腑秽除，腑气通，疾病愈。刘铁军教授认为本病临床以大肠湿热证型较为常见，他注重用清热化湿法使湿热之邪随大便而去，则病邪可清；临床可见热毒炽盛患者病情较重，病程较短，刘教授注重凉血解毒，使毒邪下行，血热得清则疾病向愈；久病或体弱患者常见的证型为脾虚湿蕴证，刘教授注重健运脾胃的同时化湿邪，双管齐下使中焦健，脾脏运化如常则体健；对于溃疡性结肠炎肝郁脾虚证患者，刘教授强调理肝气为重，同时兼顾理脾化湿，肝气得疏则全身气机调畅，脾胃健则运纳如常，湿邪从下去则无病；年老体虚或久病重病患者，常耗及阴血，刘铁军教授注重以补为通，使气血得养，肠道可润，病邪有路可出。刘铁军教授提出溃疡性结肠炎患者病势较重，病情较复杂且病程较长，临证需综合论治，以通利六腑为重，且勿忘扶正，使正胜邪去而病愈。

三、临床特色

刘铁军教授非常注重通过问答收集患者的基本资料，以了解患者身体状况、生活背景、习惯嗜好等。刘教授认为这是一项基础却又十分重要的事情，有些发病的原因以及治疗方案的制定就潜藏在基础资料中。然后便是采集主诉、现病史、刻下症、既往史等方面的信息，这些可以直观地了解患者的需求，有助于医生对患者疾病的把握，同时可进一步了解患者疾病的发展走向。根据所收集的信息，对患者的疾病做出正确的评估，这对疾病的辨证论治起到决定性作用。信息采集是否正确决定了患者的预后情况，用药是否对症，患者能否来复诊，如何向复诊患者解释疾病的演变，如何根据刻下症进行辨证施治等，这都是很重要的方面。在整个治疗过程中，刘铁军教授都非常关注患者的心理状态，他常说："治病先知心，知心先治心，治心用心法，心静病亦安。"同时刘铁军教授特别重视舌诊及脉诊。他认为看舌象对中医人遣方用药具有重要作用，舌诊主要诊察舌质和舌苔的形态、色泽、润燥等，以此判断疾病的性质、病势的浅深、气血的盛衰、津液的盈亏及脏腑的虚实等。脉诊是通过切脉了解疾病的寒热属性、正邪盛衰，以此测知病因、病位和判断疾病的预后。通过中医的望闻问切全面掌握患者的信息，并运用专业知识对其进行精准地辨治及用药，以期减少患者的痛苦。

（一）常用方剂及加减药物

刘铁军教授在治疗溃疡性结肠炎时常使用的方剂有芍药汤、白头翁汤、参苓白术散、痛泻要方、驻车丸等。《医宗金鉴》云："初病下利便脓血者，大承气汤或芍药汤下之。"刘铁军教授常用芍药汤加减治疗大肠湿热证患者，药物包括白芍 20g，槟榔 10g，大黄 3g，黄芩 15g，黄连 10g，当归 20g，肉桂 30g，炙甘草 10g，木香 10g。本证型患者的主要表现为腹泻，便下黏液脓血，腹痛，里急后重，肛门灼热，腹胀，小便短赤，口干，口苦。舌质红，苔黄腻，脉滑。方中黄连、黄芩味苦性寒，入大肠经，功擅清热燥湿解毒，为君药；重用芍药以养血和营、缓急止痛，配以当归养血活血，此为"行血则便脓自愈"之意；木香、槟榔行气导滞，此为"调气则后重自除"之意。上四药共为臣药，共奏调和气血之功。《本草纲目》言："大黄：阳明、太阴、少阴、厥阴，燥热满痢诸证。"又言："黄芩为之使。"大黄苦寒泻下，导湿热积滞从大便而去，腑秽得除则腑气通，此为通因通用之意，大黄合黄芩、黄连可增加清热燥湿之效，合当归、芍药可活血行气。方中加肉桂，借其辛热温通之效，助当归、芍药行血和营；炙甘草调和诸药，合芍药可缓急止痛，为佐使，本方配伍精当，使湿热去，气血和，下痢自愈。现代研究表明，芍药汤治疗溃疡性结肠炎具有"多组分-多靶点-多通路"的作用特点，其体内实验验证芍药汤可改善结肠病理损伤，下调 TNF-α 和 CXCR4，上调 IL-4 表达。

《伤寒论》言："热利下重者，白头翁汤主之。"刘铁军教授认为白头翁汤可治疗溃疡性结肠炎热毒炽盛证患者，药物包括白头翁 20g，黄连 10g，黄柏 10g，秦皮 10g。本证型患者的主要表现为便下脓血或血便，量多次频，腹痛明显，发热，里急后重，腹胀，口渴，烦躁不安，舌质红，苔黄燥，脉滑数。方中白头翁为君药，善清热解毒，凉血止痢。黄连苦寒，清热解毒，燥湿厚肠；黄柏泄下焦湿热。二者共为臣药，可增强燥湿止痢之效。秦皮苦寒收敛，可止血。四药合用，为治疗热毒血痢之良方。现代网络药理学通过分析白头翁汤治疗溃疡性结肠炎的分子机制发现其多达 30 个核心靶点，其中 EGFR（表皮生长因子受体）是白头翁汤治疗溃疡性结肠炎的作用靶点之一，实验证明白头翁汤可改善小鼠结肠病理。

《太平惠民和剂局方》载："参苓白术散：治脾胃虚弱，饮食不进，多困少力，中满痞噫，心忪气喘，呕吐泄泻及伤寒咳噫。此药中和不热，久服养气育神，醒脾悦色，顺正辟邪。"刘铁军教授常用参苓白术散治疗溃疡性结肠炎脾虚湿困证患者，药物主要包括山药 30g，砂仁 5g，生薏苡仁 10g，党参 15g，茯苓 20g，炒白扁豆 15g，莲子 15g，陈皮 10g，生白术 20g，甘草 10g，桔梗 15g，大枣 10g。本证型患者主要表现为便下黏液脓血，白多赤少，或为白冻，脘腹胀满，腹部隐痛，肢体困倦，食少纳差，神疲懒言。舌质淡红，边有齿痕，苔薄白腻，脉细弱或细滑。本方中党参、生白术、茯苓可益气健脾，渗湿止泻为君。山药、莲子可补益脾胃，合白扁豆、生薏苡仁共为臣药，共奏止泻之效。砂仁可醒脾和胃，行气化滞；陈皮理气；桔梗宣肺，通调水道，载药上行，培土生金。上三药共为佐药。甘草健脾和中，调和诸药，大枣补中益气，共为使药。现代研究表明，参苓白术散可通过抑制溃疡性结肠炎大鼠 IκK/IκB/NF-κB 信号通路活化而发挥保护肠黏膜的作用。

《医方集解》言："痛泻要方：治痛泻不止（脾虚故泻，肝实故痛）。"刘铁军教授在治疗溃疡性结肠炎肝郁脾虚证时，常用痛泻要方，药物包括白芍20g，陈皮20g，防风15g，炒白术20g。本证型患者的主要表现为大便稀溏，夹有黏液血便，常因情志因素诱发大便次数增多，腹痛即泻，泻后痛减，排便不爽，腹胀，肠鸣，饮食减少。舌质淡红，苔薄白，脉弦或弦细。方中炒白术可燥湿健脾，白芍健脾和中、养血柔肝，陈皮理气醒脾化滞，防风可疏肝理脾，四药合用可补脾土而泻肝木，调理气机以止痛止泻。现代药理研究发现，痛泻要方可能通过上调结肠 5- 羟色胺转运体（SERT）的表达，降低5- 羟色胺（5-HT）的含量，调节肠道动力及感觉系统；抑制 IL-6、IL-9 等炎性因子的表达，发挥抗炎作用；降低 5-HT 含量及肝脏 5- 羟色胺受体 2A（5-HT2AR）表达，升高超氧化物歧化酶（SOD）水平，调节情志及肝脏脂质代谢，发挥对溃疡性结肠炎的干预作用。

《备急千金要方》载："驻车丸：治大冷洞痢肠滑，下赤白如鱼脑，日夜无度，腹痛不可堪忍者方。"刘铁军教授常用驻车丸加减治疗溃疡性结肠炎气阴两虚证患者，药物包括黄连 6g，当归 12g，阿胶 12g（烊化），干姜 6g，白芍 15g，地榆炭 10g，枳壳 10g，党参 15g，麦冬 15g，五味子 12g，芡实18g，白及 10g，三七 5g，槐花 12g，甘草 6g。方中黄连清热燥湿止泻，阿胶滋阴养血，当归养血活血，干姜温中散寒，四药配合取驻车丸之意以滋阴清热养血，固肠止痢；党参、麦冬、五味子，取生脉散之意以益气养阴；白芍阴柔养阴，缓急止痛；枳壳行气导滞；地榆炭、白及、槐花清热解毒，凉血止血，化瘀敛疮生肌，促进溃疡愈合；芡实固涩止泻；三七化瘀止血；甘草调和诸药。上药合用，共成滋阴养血、益气固肠、化瘀生肌之剂。现代网络药理学研究表明，驻车丸主要参与对炎症反应的调节、免疫平衡、一氧化氮生物合成过程的正调控、细胞增殖的调控，以改善溃疡性结肠炎的炎症反应。

刘铁军教授临证除使用经典方剂治疗外，还常根据辨证信息在主方的基础上进行适当加减。常见的加减用药包括：若有热象、实象，加大黄、黄连、黄柏、黄芩、葛根以清湿热、泻实邪浊毒；若有气机郁滞表现，加半夏、陈皮、木香、升麻、柴胡等调畅气机；若脾胃虚弱夹湿象，加山药、茯苓、扁豆、薏苡仁以健脾益气，除湿泻浊；若泻下不止，则加五味子、肉豆蔻、芡实等涩肠止泻；若下血不止，则加三七、蒲黄、红花、莪术以活血止血，当归、鸡血藤、丹参以祛瘀生新；若血热下注，则加侧柏炭、槐花、地榆炭以凉血止血；若久病伤阴耗血，则加生地黄、阿胶、玄参、墨旱莲以育阴止血；阴伤及阳，加巴戟天、肉桂、炮姜以温阳散寒；若气虚摄血无力，则加黄芪、党参、仙鹤草以益气止血。

（二）中药保留灌肠及中药塌渍

刘铁军教授在治疗溃疡性结肠炎时不仅注重通过中药内服治疗本病，同时对中药保留灌肠及中药塌渍治疗本病也颇有研究。临床多将辨证方药煎汤保留灌肠。现代研究表明中药灌肠具有抗炎、保护肠黏膜、抑制免疫反应、调整机体内环境等作用，药物被吸收进入血液循环，以改善全身状态，对于病变局限、病位靠近直肠的患者，通过中药灌肠可快速缓解症状。

刘铁军教授善于使用中药塌渍治疗各型溃疡性结肠炎患者。中药塌渍法是运用药物直接贴敷并作用于患者体表某部或病变部位以达到治疗目的的一种方法，属于外治法。中药塌渍又称为湿敷法，是塌疗和渍疗的组合，塌是将饱含药液的纱布或棉絮敷于患处，渍是将患处浸泡于药液之中，因两法往往同时进行，故合称为塌渍法。中药塌渍最早出现在《素问·阴阳应象大论》，曰："其有邪者，渍形以为汗。"《圣济总录》中收录的355首中药汤液外用方也是中药塌渍由古及今发展的证明。元代齐德之的《外科精义》卷上载："塌渍法，疮疡初生经一二日不退须用汤水淋射之。在四肢者，塌渍之。"其作用机理就是通过塌渍宣通人身表里内外，以祛邪外出，使疮疡消退。说明外治之法即内治之法，它使药物直接作用于皮肤和黏膜，使之吸收而发挥治疗作用，且有助于行气。刘铁军教授运用中药塌渍治疗溃疡性结肠炎的部位主要以脐为中心，覆盖腹部大部分，其中包括水分、神阙、关元、气海、中脘等穴，以起到止利排毒之效。同时中药塌渍可配合红外线照射灯治疗。红外线照射可改善局部血液循环与合成代谢，促进炎症吸收，降低神经兴奋性，缓解缺血缺氧带来的疼痛，并具有镇痛、消肿、散瘀、缓解痉挛、消炎和促进血管扩张的作用。二者搭配使用可促进药物吸收，增强疗效。刘铁军教授认为通过辨证选用不同药物，将药物煎汤趁热在患处进行湿敷，中药通过皮肤毛孔的吸收进入血液循环。从经络理论来看，十二经脉均分布在身体皮肤表面，皮肤上布满孙络，药物被皮肤吸收以后进入络脉，继而汇入经脉。症状是脏腑受损的外在表现，五脏六腑失调是外在病态体征的根本因素。因为经络具有沟通内外、联络脏腑、通达一身阴阳的作用，可以通过药物作用于体表经络传达至内在的脏腑，以达引邪外出、疏通腠理、通调血脉之功效。

（三）日常调摄

刘铁军教授非常注重对患者进行生活习惯教育。他认为药物治疗为根本，养成良好的生活习惯及保持良好的心态有利于增强疗效，缩短治疗时间。刘铁军教授强调溃疡性结肠炎患者应饮食清淡，以软烂易消化食物为主，禁食油腻、辛辣刺激食物。同时注意气候变化，适当增减衣物，预防因外感六淫邪气引发或加重病情。避免劳累，注意休息，减少电子产品的使用时间，增加室外活动，适当地进行体育锻炼以增强体质，抵御病邪。其中尤为重要的是，嘱咐患者保持良好的心理状态，戒骄戒躁，避免情绪激动或低沉，保持心情舒畅。将药物治疗与饮食调护相结合，以降低溃疡性结肠炎的复发率，同时提高患者的生活质量。

四、验案精选

（一）脾肾两虚，浊毒内蕴案

贾某，男，30岁。2020年10月11日初诊。

主诉：腹泻，腹痛，大便黏腻不爽3年余，加重7天。

现病史：患者 2017 年 5 月无明显诱因出现腹泻、腹痛，大便黏腻不爽，于当地医院行结肠镜检查后诊断为溃疡性结肠炎，予美沙拉秦药物口服后（具体用法不详）上述症状有所缓解，7 天前因着凉上述症状加重，现为求中医药治疗来就诊。刻下见腹泻，每日 5～7 次，腹痛，喜温喜按，大便黏腻不爽，畏寒，乏力，腹胀，纳差，眠可。舌淡苔白，脉迟细。既往否认其他慢性病史。

西医诊断：溃疡性结肠炎。

中医诊断：泄泻。

中医辨证：脾肾两虚，浊毒内蕴证。

治法：温补脾肾，通腑除秽。

处方：黄芪 30g，桂枝 15g，大枣 10g，木香 10g，诃子 20g，当归 20g，肉豆蔻 10g，炙甘草 15g，肉桂 10g，党参 15g，白芍 20g，炒白术 20g，炒苍术 20g，芥穗炭 20g，生姜 10g，大黄 3g。7 剂，水煎，早晚饭后口服，每次 150mL。

二诊（2019 年 5 月 18 日）：患者自述服药期间，大便由每日 5～7 次减少到每日 3～5 次，腹痛减轻，畏寒有所缓解，手足凉，余症如前。舌淡，苔白，脉迟细。刘教授根据患者现有症状，于上方中加黑顺片 5g。7 剂，煎服法同前。

三诊（2019 年 5 月 23 日）：患者自述大便每日 2～3 次，乏力减轻，畏寒消失，手足凉好转，腹痛减轻，饮食尚可，肠鸣。舌淡，苔白，脉迟细。刘教授根据患者现有症状，去黑顺片，加防风 20g。10 剂，煎服法同前。

四诊（2019 年 6 月 6 日）：患者大便每日 1～2 次，成形，无黏液，乏力好转，纳可。舌红，少苔，脉沉。继服上方 7 剂以巩固疗效，煎服法、注意事项同上。随访 2 个月无复发。

按：患者腹泻 3 年有余，饱受病痛之苦，平素喜食寒凉，7 天前复感寒，致症状加重，难堪其累，遂来就诊，经中医药治疗后症状改善，后无复发。该患平素饮食不节，喜食油腻、寒凉之品，《素问·痹论》云"饮食自倍，肠胃乃伤"，说明长时间食用肥甘厚味之品，脾胃功能受损，运化失司，又因患者长期服用寒凉之品，更伤脾阳，《景岳全书》中说："若脾胃虚寒，或太阴自利腹痛。"《扁鹊全书》言："凡人年少，过食生冷硬物……又脾肾两虚。"脾为后天之本，肾为先天之本，先后天相互依托，脾阳不足，久则及肾，致使脾肾两虚。《素问·经脉别论》中说："饮入于胃，游溢精气，上输于脾，脾气散精，上归于肺，通调水道，下输膀胱，水精四布，五经并行，合于四时，五脏阴阳，揆度以为常也。"说明脾脏可以疏散精微，运化水湿。《素问·水热穴论》云："肾者，胃之关也，关门不利，故聚水而从其类也。"由此可见肾在水液代谢中发挥着至关重要的作用：一方面，肾参与水液代谢全过程，而且对参与水液代谢的脏腑有温煦作用；另一方面，肾司膀胱的开阖以排泄水液，故称"肾主水"，脾肾二者共同影响水液的代谢，脾肾两虚则精微输布失常，同时水行亦受影响，水湿精微结聚于体内，形成湿浊。脾胃二者互为表里，是气机升降的枢纽，脾虚清阳不升，气机不畅，壅滞不通，故导致气郁。同时人体的消化系统如同一个上下通畅的管道，脾胃居于中焦，上下连通，作为"六腑中轴"的起点，功能受损则糟粕不行，机体其他脏器的运行亦受到损害。本病属于"脏毒腑秽"学说的腑浊阶段，湿浊、气郁等浊毒集聚于体内，正气虚弱，邪盛正虚。湿浊之品属阴，清阳出上窍，浊阴出下窍，浊毒趋于下行，故见腹泻、大便黏腻不爽；脾虚饮食物运化失常则腹胀、纳差；阳气不足，则恶寒、乏力；阳虚运化无力，气机不通，不通则痛故有腹痛；寒得温则行，故喜温喜按；舌淡苔白、脉迟细均为脾肾两虚之象。刘教授说："在本病的治疗中，依据'脏毒腑秽'学说，在本阶段应采用通腑除秽的治疗方法，以达到腑通浊泄的目的，提高人体的正气，故应温补脾肾，通腑除秽。急则治其标，缓则治其本，在治疗中标本兼施，选用黄芪建中汤以急建其中气，真人养脏汤补脾肾虚寒。"

黄芪建中汤源于《金匮要略》，为小建中汤加黄芪所成，配方主要有黄芪、桂枝、白芍、生姜等，重在温养脾胃，是治疗虚寒性脾胃病的主方。尤在泾说："欲求阴阳之机者，必求于中气，求中气者，必以建中也。"辛温的桂枝、生姜相伍，起辛温补阳之用；白芍同用，有酸甘补阴缓急痛之效；黄芪补益脾胃，建立中气。且桂芍相伍，调和营卫，姜枣同用，调补脾胃；佐以炙甘草、红枣，增强其甘温益气健脾之用。此方重用补以甘药之药，合补中宫、灌四旁之理，使中气健、化源充，则五脏有所养。且阴阳兼顾，营卫俱补，补而不闷，温而不燥。

患者腹泻年久，滑脱失禁，故选取真人养脏汤，真人养脏汤出自《太平惠民和剂局方》，有涩肠固脱、温补脾肾之功效，能够治疗久泻久痢之疾。方中肉豆蔻、诃子暖脾温中，涩肠止泻；泻痢日久，耗伤气血，故用人参、白术益气健脾，当归、白芍养血和血，且白芍又治下痢腹痛；以肉桂温补脾肾，消散阴寒；木香理气醒脾行滞，使诸补涩之品不致壅滞气机；使以炙甘草调和诸药，且合人参、白术补中益气，合芍药缓急止痛。诸药合用，涩肠止泻，温中补虚，养已伤之脏气。在二方基础上加炒苍术以燥湿健脾止泻，芥穗炭收涩止泻，生姜温中散寒，大黄通腑除秽。大黄的使用，为治疗本病的特色疗法，患者虽腹泻便溏，但究其根本原因为浊毒内存损伤机体，若想达到疗效，须从根本出发，以肃清体内浊毒为本，所以大黄的使用就显得尤为重要，大黄在此体现出"通因通用"之法，以通为补，通腑实、除腑秽、调节一身之气机，使毒性物质从肠道排出，通腑泄毒法不仅是给毒邪以出路，截断腑毒生成途径，更重要的是为了能够减少身体对毒素的吸收。临床中以此为思路治疗溃疡性结肠炎常常效果显著。

刘教授强调溃疡性结肠炎在临床中需与克罗恩病等进行鉴别，中医治疗须辨证论治。刘教授在见到患者的时候常常与患者握手，他说"握手知寒热"，这样一个简单的动作不仅能够辨别患者的寒热体质，也能够拉近与患者的距离，使患者感到温暖，也会减少医患矛盾的发生。刘教授在临床中常体现人文关怀的特点，苦患者所苦，与患者感同身受，并且非常关注患者的心理情况，他认为心理因素也是导致疾病发生的主要原因之一，心情舒畅则气机舒畅，更有利于患者病情的恢复，所以刘教授在开药看病过程中经常安慰患者，疏导其情绪，鼓励患者积极面对生活、面对疾病，告诉患者我们终会战胜困难；对于家庭条件较差的患者，刘教授在选方用药中会仔细斟酌，为患者减轻经济负担，甚则自掏腰包帮患者买药，患者都非常感动。在本患者的治疗中，刘教授提出患者每日腹泻次数较多，首先应该改善其症状，结合患者的发病因素，抓住其主要的病因病机，结合患者症状进行辨证论治，故在治疗上首先温补患者中焦，中焦得通，精微运化、水液代谢正常，同时兼用真人养脏汤在温补脾肾的同时加以收涩，标本兼施，既解决了患者目前最痛苦的症状又从根本上治疗了疾病。溃疡性结肠炎病情较重，李教授善用通腑除秽的药物肃清体内的浊毒，浊毒不生，正气恢复，更有利于治疗疾病。在临床中，刘教授治疗脾肾两虚证的常用方剂还有四神丸。刘教授认为，二方均治脾肾阳虚所致的久泻久痢，但四神丸主治脾肾虚寒、肠失固涩所致的五更泄泻证；真人养脏汤主治脾肾虚寒、失于固摄所致的久泻久痢证。在使用时一定要辨证论治，结合患者症状及舌脉，进行运用。

（张芮整理）

（二）湿热蕴结案

宋某，男，33岁。2020年9月3日初诊。

主诉：腹痛、腹泻1年，加重3天。

现病史：患者2019年10月因饮食不慎出现腹痛、腹泻，于当地医院行结肠镜检查后诊断为溃疡性结肠炎，静脉滴注甲泼尼龙琥珀酸钠及口服甲泼尼龙片后，症状缓解。后反复发作，间断口服美沙拉秦、泼尼松等药物治疗（具体用量不详），病情时轻时重。3天前因过食辛辣之品，腹痛、腹泻加重，便带黏液脓血，为求中医诊治来诊。患者自述平素脾胃虚弱，嗜食辛辣，自发病以来体重减轻10kg左右。行结肠镜检查：结肠黏膜轻度充血水肿，有多发性小溃疡，病变呈弥漫性分布，考虑溃疡性结肠炎。刻下见腹痛，左下腹甚，腹泻，每日5～7次，便中掺杂黏液脓血，胁胀，心烦，时有发热，体温最高时达37.4℃，口干，口苦，便时里急后重，便后肛门灼热，食欲欠佳，眠尚可，小便黄。舌红，苔黄腻，脉滑数。

西医诊断：溃疡性结肠炎。

中医诊断：痢疾。

中医辨证：湿热蕴结证。

治法：清热祛湿。

处方：白头翁 20g，黄连 10g，秦皮 10g，甘草 10g，黄芩 10g，柴胡 15g，醋香附 15g，防风 15g，芥穗炭 20g，大黄 3g。7 剂，水煎，早晚饭后口服，每次 150mL。

二诊（2020 年 9 月 13 日）：患者自述服药期间腹泻由每日 5～7 次减为每日 3～4 次，腹痛减轻，已无便血，仍有黏液，余症皆有所缓解，唯便时自觉里急后重尤甚。舌红，苔黄，脉滑数。刘教授根据患者现有症状，在上药基础上加当归 20g，白芍 15g 行气和血，以除后重。10 剂，煎服法同前。

三诊（2020 年 9 月 27 日）：患者自述大便每日 1～2 次，腹痛、腹泻基本消失，少有黏液，食欲不佳。舌淡红，苔黄，脉滑。恐苦寒之药伤及脾胃，刘教授根据现有症状，将上方减黄连，加木香 10g，肉桂 15g，黄芪 50g。7 剂，煎服法同前。后电话随访，患者已无明显症状。告之溃疡性结肠炎具有反复发作、病程迁延的特点，嘱其定期复查电子结肠镜，必要时巩固治疗。

按：患者时常腹泻 1 年，于近期加重后出现便血、发热，心中惴惴不安，经刘教授治疗后症状明显改善。分析该病例，溃疡性结肠炎其病位在肠，涉及肝、脾。脾胃虚弱是发病之本，腑浊成毒是致病关键。根据"脏毒腑秽学说"，六腑以通为用，有形之糟粕未能及时排除，或无形之邪气内生，合而化为腑浊，腑浊深重，入营入血，日久入络，酿为腑毒，而溃疡性结肠炎正处于腑毒之阶段。刘教授说："临床治疗该病以'荡毒涤邪'为治则，以'清热解毒''通腑泄毒'为治法。溃疡性结肠炎湿热证多因外感湿热之邪或内伤饮食等损及脾胃，导致脾虚。或情志不调，肝失疏泄，木旺乘土，肝郁脾虚。脾虚而运化无权，湿停浊聚，郁而生热，热极成毒。腑毒既为病理产物，又为致病因素，若其流注肠腑，与气胶结，血运停滞而肠络失养，毒邪腐蚀肠壁，溃入营血，血肉腐败，酿化为脓，而发本病。"恰如张锡纯所言："热毒侵入肠中肌肤，久至腐烂，亦犹汤火伤人肌肤至溃烂也。"又说："是以纯下血水杂以脂膜，即所谓肠溃疡也。"

该患脾胃素虚，嗜食辛辣后热邪从口而入，脾胃受之，伏于中焦。再者该患工作压力较大，平素情志不调，肝郁脾虚，导致脾虚湿滞。湿邪为患，与热邪酝酿成为腑浊，久则化为腑毒。腑毒入络，肠络不通而发为腹痛；脾胃之气损伤，湿邪泛滥，脾气不升，胃气不降，清浊不分，发为腹泻；腑毒损伤肠络脂膜，血败肉腐，则见黏液脓血便；热邪上扰心膈便见心烦；湿热胶着，津液不能上承则口干，腑毒循道上蒸则见口苦、舌苔黄腻；腑毒下注，则见里急后重、肛门灼热；腑毒内蕴中焦，有碍脾胃之运化，故不欲饮食；而腑毒与气血胶结亦为溃疡性结肠炎经久不愈之关键。

刘教授投以经典方剂白头翁汤合葛根芩连汤清热解毒。方中白头翁味苦性寒，善清血分热毒及胃肠湿热，在荡涤腑毒的同时清热燥湿；黄芩、黄连以清热燥湿为主，以清肠腑湿热为重；秦皮清热燥湿的同时又可收涩止痢。以上诸药合用，共解湿热之毒，使腑毒从内得消，又投以少量大黄通腑泄毒，使腑毒从下而解。两方合用，体现刘教授以清热解毒之法与通腑泄毒之法治疗溃疡性结肠炎的思想。《素问·阴阳应象大论》谓："其下者，引而竭之。""六腑以通为用，腑气以降为顺。"刘教授认为"下法"是攻逐体内病邪的方法，有去菀陈莝、推陈致新的作用，能祛邪毒，使其从肠道排出，切断肠肝循环，减轻或控制疾病的发展。在运用下法时，不应仅局限于见"下下之证"方可下之，勿拘泥于"痞、满、燥、实"等需攻则攻之证。宗《黄帝内经》"通因通用"之法，只要有邪毒停留于肠腑，即使出现泄泻，仍可用之。刘教授在此基础上提出通腑除秽法，而大黄一味为通腑除秽法之核心用药。《药品化义》云："（大黄）气味重浊，直降下行，走而不守，有斩关夺门之力，故号将军。"《神农本草经》谓："（大黄）下瘀血，血闭寒热，破癥瘕积聚，留饮宿食，荡涤肠胃，推陈致新，通利水谷，调中化食，安和五脏。"此外，大黄亦可清热凉血解毒，借其泻下之力将热毒排出体外。其能导湿热外出，常与黄连、黄芩、芍药等配伍，治疗湿热痢疾，效果良好。刘教授临床运用大黄3g起，量小而效专。

因该患情志失调，肝郁脾虚，胁胀不舒，故合柴胡、醋香附以疏肝解郁。考虑到其大便兼有黏液脓血，故加用芥穗炭以收敛止血。患者二诊自觉里急后重，故投以行气和血之药。临床治疗湿热腑毒，过用或久用苦寒之品亦恐伤其脾胃运化，影响患者食欲，故刘教授佐以温通理气之品以避其无妄之祸。《素问·风论》中说:"久风入中,则为肠风飧泄。"对于泄泻的治疗,刘教授亦以风药治之。防风一药在此用之其义有四:一能抵外风之邪气,祛邪以止泻;二者风可胜湿,祛湿以固泻;三能振奋脾阳,使脾复运而升清;再者防风辛可散肝,轻可开闭,理脾助运而止泻。刘教授对风药的运用实为止泻之巧思。纵观本方,其义精法严,毫厘之判而变化无穷,清下温消,无不悉备。

"人有五脏化五气,以生喜怒悲忧恐",情志因素亦是人体发病的重要原因。刘铁军教授在临床治疗疾病时重视对患者情绪的调节,其认为"治病先治心,治心先知心",在治疗中除药物调整外,给予必要的人文关怀、情绪疏导对于疾病的恢复至关重要。当今社会,随着生活压力增加,焦虑、抑郁等成为溃疡性结肠炎发生发展的重要因素之一,尤其多见于青年人。现代研究表明,不良情绪可以影响脑-肠轴、内脏感觉异常等进而引起溃疡性结肠炎。刘教授临床治疗溃疡性结肠炎,或以药调和,或给予言语之慰藉,体现了一位中医人的大医情怀。

(黄旭鹏整理)

(三)寒湿阻遏案

王某,女,38 岁。2018 年 11 月 9 日初诊。

主诉:间断性腹泻、黏液脓血便 6 个月,加重 3 天。

现病史:患者平素嗜食生冷,2018 年 5 月无明显诱因出现腹泻,大便每日 6～7 次,质地稀溏,伴脓血黏液,腹部拘急疼痛。患者曾于某三甲医院行肠镜检查,提示溃疡性结肠炎。口服药物治疗(具体药物不详)后症状缓解,此后病情反复。3 天前无明显诱因上述症状加重,今日为求系统中医药治疗来诊。刻下见大便次数增多,每日 6～7 次,质稀,伴赤白黏冻,腹痛拒按,倦怠乏力,心烦,善太息,手足凉,纳眠差,小便清长。舌质淡红,苔薄白,脉沉。

西医诊断:溃疡性结肠炎。

中医诊断:痢疾。

中医辨证：寒湿阻遏证。

治法：温中燥湿，调气和血。

处方：厚朴20g，苍术20g，陈皮15g，半夏12g，藿香15g，甘草9g，草果12g，芍药15g，当归15g，木香15g，槟榔6g，柴胡6g，大黄3g。7剂，水煎，早晚饭后口服，每次150mL。

二诊（2018年11月19日）：患者自述服药后大便次数由每日6～7次减为每日4～5次，不成形，黏液及脓血均减少，腹部疼痛减轻，乏力好转，手足稍凉，纳可。舌质淡红，苔薄白，脉弦。效不更方，10剂，煎服法同前。

三诊（2018年12月4日）：患者自述服药后大便每日2～3次，偶有黏液，无脓血，腹痛消失，手足温，纳眠可。舌质红，苔薄白，脉弦。刘教授根据现有症状，于上方加黄芪、党参各30g。15剂，煎服法同前。3个月后打电话随访，患者诸症好转，大便每日1～2次，成形，无腹痛、黏液脓血便等症，正常生活工作。

按：此患为中年女性，间断腹泻夹杂黏液脓血6个月有余，平素情志不佳，初入诊室甚至问及自己是否患癌，经治疗后打消心中疑虑，恢复正常生活及日常工作。溃疡性结肠炎是由多种病因所致，具有终身复发倾向的肠道炎症性疾病，临床表现为反复发作的腹痛、腹泻、黏液脓血便。根据腹泻次数、有无发热、贫血程度、血沉分为轻度、中度及重度，其主要并发症有中毒性巨结肠、直肠结肠癌变及结肠大出血、肠穿孔等。中医无溃疡性结肠炎病名，多将其归属于"久痢""泄泻"的范畴，可参照进行辨证论治。

刘教授说："本案患者由于长期嗜食生冷之品，损伤中焦脾胃阳气，脾胃失于健运，湿邪凝滞中焦，日久寒湿浊毒客于肠络，肠道传导失司，脂络受伤，腐败化脓血为痢。脾失健运，清气在下，故见腹泻。六腑传化物而不藏，今为湿邪所困，气机壅滞，不通则痛。肠道脂络受损，血溢脉外，故见黏液脓血便。患者腹泻日久，水谷精微失于吸收，不能濡养四肢，故见肢软乏力、手足凉。"《伤寒论》中提道："小便清者，知不在里。"患者小便清长，说明邪并未郁化热。四诊合参，为寒湿阻遏证，治宜温中燥湿，调气和血，方选不换金正气散加减。不换金正气散出自《太平惠民和剂局方》，功治脏腑虚寒、下痢赤白，直中溃疡性结肠炎病机。因患者有善太息、心烦的情志抑郁症状，故以四逆散调和肝脾、旋转枢机。四逆散源自《伤寒论》，主治有二：阳郁厥逆证、肝脾气郁证，虽症状各异，然殊途同归，总是条达气机之用。患者腹痛明显，以芍药甘草汤酸甘化阴止痛，芍药甘草汤本为《伤寒论》太阳病误治津液亡失下肢痉挛所设，后世加以发挥，广泛用于各种痛证。治痢忌过早补涩，患者虽有倦怠乏力，仍未使用大队补敛药物，以免闭门留寇。芍药汤出自《素问病机气宜保命集》，方中芍药、当归、槟榔、木香四药气血同调，含刘河间"调气则后重自除，行血则便脓自愈"之意，颇为医家推崇。患者二诊时症状均有所减轻，故续用原方巩固疗效。三诊时患者症状明显缓解，病邪已去，然吐泻之后，焉有完气，患者泻痢日久，正气必虚，故予以黄芪、党参补益气血，令气血生化有源，正气渐复，身体日趋康健。

刘教授常谓诸生："读经典，诵名方，勤临床，三年五年打基础，十年八载成大医。"他熟读经典，出诊时方剂信手拈来。刘教授在治疗溃疡性结肠炎的临床实践中总结了自己的独特经验，常用的方剂有芍药汤、白头翁汤、真人养脏汤、不换金正气散等。他学习古人经验但不泥古，常结合现代药理学研究，做到衷中参西、古为今用。本案刘教授处方含有四方：不换金正气散，芍药汤，四逆散，芍药甘草汤。

不换金正气散中药物多为苦辛温之品，苦能燥能泄能坚，辛能散能行，温药可疗寒，均具有祛除寒湿的作用。厚朴味苦、辛，性温，归脾、胃、肺、大肠经，《本草正》言其"温降、散滞，除寒湿泻痢"。苍术味辛、苦，性温，归脾、胃、肝经，《景岳全书》言其"味甘苦辛，性温而燥……其性燥湿，故治冷痢冷泻"，有学者研究发现苍术挥发油对大鼠结肠组织损伤具有保护作用，其机制与抑制 IL-6、TNF-α 释放，上调自噬基因 Beclin1、P62mRNA 表达和 LC3 蛋白表达有关。陈皮味苦、辛，性温，归肺、脾经，《本草备要》载"能燥能宣，有补有泻，可升可降……宣通五脏，统治百病，皆取其理气燥湿之功"。实验研究发现，陈皮挥发油对溃疡性结肠炎的发生发展具有一定的免疫抑制作用。藿香味辛，性温，归脾、胃、肺经，《本草再新》载"藿香治呕吐霍乱，疟，痢，疥疮"，研究表明 β-广藿香烯可对抗 DSS 引起的急性溃疡性结肠炎，其机制与调节免疫、保护肠黏膜功能作用有关。甘草味甘，性平，归心、肺、脾、胃经，《神农本草经百种录》载甘草"主五脏六腑寒热邪气"，研究发现甘草渣的活性部位（GC）可以通过调控不同靶点作用于不同信号通路，影响炎症进程和维护肠道屏障，进而缓解溃疡性结肠炎。草果味辛，性温，归脾、胃经，《传信适用方》载"肠胃冷热不和，下利赤白，及伏热泄泻"。长春中医药大学肛肠科曾运用不换金正气散治疗溃疡性结肠炎，总有效率为 87.10%。所以不换金正气散为治疗溃疡性结肠炎的一张良方，既有文献理论支持，又有药理学作为支撑。

刘教授在治疗胃肠疾病时，多伍疏肝理气之品，《金匮要略》云"见肝之病，知肝传脾"，然见脾之病，当知脾传肝。脾胃病与情志病每多互为因果，肝木可克伐脾土，土壅亦可木郁，西医也认为许多疾病发生发展过程与心理因素密不可分。四逆散透邪解郁、疏肝理脾，在临床广泛用于消化、神经、内分泌、循环等系统疾病，这与其气血、表里、升降、阴阳同调有莫大关系。芍药甘草汤即甲乙化土汤，稼穑作甘，甘为乙，曲直作酸，酸为甲，甲乙化土，肝木条达，脾土即可灌溉四旁，对不同类型的疼痛均具有较好疗效。

刘教授喜用大黄，善用大黄，大黄急下可攻邪扶正，缓下以排毒调气。大黄的功效在《神农本草经》的表述为"破癥瘕积聚，留饮宿食，荡涤肠胃，推陈致新，通利水谷道，调中化食，安和五脏"。郭子霞等通过研究发现，轻用大黄时其鞣质可有止泻作用，没食子酸可促进血小板聚集而止血，大黄蒽醌类物质可减少炎症因子释放，缓解炎症反应，一药而擅数功。刘教授使用大黄治疗溃疡性结肠炎时多使用 3g，取其缓下之意，通因通用，推陈致新，恢复肠道正常生理功能。

（李润阳整理）

（四）气阴两虚案

陆某，女，60岁。2021年12月6日初诊。

主诉：间断性腹泻、黏液脓血便 3 年，加重 1 个月。

现病史：2018 年 12 月患者无明显诱因出现腹泻、黏液脓血便，于长春市当地医院行电子结肠镜检查，诊断为溃疡性结肠炎，经对症治疗（具体药物药量不详），症状较前好转，其后反复发作。患者 1 个月前因劳累后症状加重，现患者为求中医药治疗，遂来就诊。刻下见便黏液脓血，时呈水样便，每日 4～5 次，腹痛隐隐，便时肛门有坠胀感，口干口苦，稍有反酸，畏寒，手足心热，自汗盗汗，心烦难寐，食少纳差，周身乏力。舌质红少津，苔薄腻伴齿痕，脉细弱。既往否认其他慢性病史。

西医诊断：溃疡性结肠炎。

中医诊断：泄泻。

中医辨证：气阴两虚证。

治法：益气养阴，收涩止泻。

处方：补骨脂 15g，吴茱萸 5g，五味子 10g，肉豆蔻 10g，大枣 20g，生姜 15g，当归 20g，黄芪 50g，黄连 5g，黄柏 5g，黄芩 10g，生地黄 20g，熟地黄 20g，苍术 20g，芥穗炭 20g，煅瓦楞子 30g。7 剂，水煎服，早晚饭后口服，每次 150mL。

二诊（2021 年 12 月 16 日）：服药后患者自述大便次数由每日 4～5 次减少到 3～4 次，黏液脓血有所减少，大便稍成形，腹痛有所缓解，反酸好转，盗汗有所改善，余症如前，另自觉烧心。舌质红，苔薄白，脉细弱。刘教授根据患者现有症状，上方加白芍 20g，浮小麦 30g，竹叶 10g，石膏 10g。10 剂，煎服法同前。

三诊（2021 年 12 月 31 日）：服药后患者自述大便为每日 2～3 次，无黏液脓血，大便稍成形，肛门坠胀感消失，腹痛明显减轻，畏寒缓解，五心烦热缓解，烧心好转，纳寐可。舌淡红，苔薄白，脉细弱。刘教授根据患者现有症状，于二诊方中去竹叶、吴茱萸、芥穗炭、煅瓦楞子、石膏。7 剂，煎服法同前。以固其效。随访 2 个月未见复发。

按： 分析此病例，本患者为 60 岁女性，因间断性腹泻、黏液脓血便 3 年，加重 1 个月前来就诊，是一个典型的慢性反复发作溃疡性结肠炎的病例，属于气阴两虚之"泄泻"，加之正值围绝经期，身心俱受折磨，经刘教授施方后症状缓解，三诊复来诊室时，形貌神情均改善。泄泻是指大便次数增多，粪质溏薄或完谷不化，甚至泻出如水样的病证。古有将大便溏薄者称为泄，大便如水样者称为泻，现在临床上一般统称为泄泻，主要由于湿胜与脾胃功能失调，而至清浊不分，水谷混杂，并走大肠而成。一年四季均可发生，但以夏秋两季较为多见。泄泻的病因，由感受外邪、饮食所伤、情志失调及脏腑虚弱等，但关键在于脾胃的功能障碍。湿邪致病，往往不是单一的，有寒湿互合，亦有湿热相搏。脾胃功能障碍的原因又是多方面的，既有外邪影响，又有脾胃本身虚弱、肝旺乘脾、命门火衰、脾失温煦等。叶天士认为久患泄泻，"阳明胃土已虚，厥阴肝风内动"，创泄木安土之法，用甘以理胃，酸以制肝，方中每多甘草、白芍相配，继承前人的经验，又给后人以启迪。

刘教授说："泄泻的病机诸多，但主要在于脾虚湿胜，常由外感病邪、情志不畅、饮食所伤、脾胃虚弱、命门火衰等因素造成。本案属于泄泻缓解期，主要表现为发病缓慢，病程较长，迁延日久，每因饮食不当，劳倦过度等因素而复发或加重，常以脾虚为主。或病久及肾，出现五更泄泻，腰膝怕冷，属命门火衰，脾肾同病。患者就诊时腹泻，腹痛隐隐，纳寐差，周身乏力，提示脾胃亏虚，运化失常；以劳累为诱因，症见畏寒、五心烦热、自汗盗汗、舌红少津、苔薄白、脉细弱，提示中焦虚寒，气虚阴亏。故在治疗时以益气滋阴、温补中焦、敛汗止泻为法。"二诊时患者腹泻、腹痛、黏液脓血便好转，盗汗缓解，兼见反酸、烧心，故加白芍、浮小麦、竹叶、石膏以滋阴敛汗，清热除烦。考虑患者病程日久，虽已无特殊不适，但为固其效，继续服用，护养脾胃，以期减少复发。经2个月随访，未见病情反复，疗效满意。

本则医案中刘教授的主方为四神丸合当归六黄汤加减。刘教授在临床中十分注重经方的运用，更时常强调"求古训，勤临床"。患者泄泻日久，脾胃虚弱，就诊时表现为自汗盗汗、五心烦热、舌红少津、苔薄白、脉细弱，提示气虚与阴虚并见。四神丸作为治疗本病主方，其中补骨脂辛苦大温，能补相火以通君火，火旺乃能生土，故以为君；肉豆蔻辛温，能行气消食，暖胃固肠；五味子咸能补肾，酸能涩精；吴茱萸辛热，除湿燥脾，能入少阴、厥阴气分而补火；生姜暖胃，大枣补土。盖久泻皆有肾命火衰，不能专责脾胃，故大补下焦元阳，使火旺土强，则能制水而不复妄行矣。然该患病程日久，气阴明显亏虚，周身乏力、自汗盗汗、五心烦热皆为表现。故合用牡蛎散、当归六黄汤、黄芪建中汤，以求益气健脾，滋阴敛汗。根据兼症，刘教授酌加苍术、芥穗炭、煅瓦楞子、石膏。苍术，味辛、苦，性温，归脾、胃、肝经，意在燥湿健脾；芥穗炭为荆芥穗炒黑，可入血分而止血，以治疗黏液脓血便；煅瓦楞子制酸止痛力强，用于胃痛反酸；竹叶、石膏清热泻火，除烦止渴。煅瓦楞子、石膏为刘教授常用治疗反酸烧心的药对。对于泄泻的辨证要点，要辨缓急、辨轻重、辨寒热虚实、辨兼夹证。治疗应以运脾化湿为原则。暴泻以湿胜为主者，宜重用化湿，佐以分利；夹有表邪者，佐以疏解；夹有暑邪者，佐以清暑；兼有伤食者，佐以消导；久泻以脾虚为主者，当予健脾；因肝气乘脾者，宜泻肝扶脾；因肾阳虚衰者，宜温肾健脾；中气下陷者，宜升提；久泻不止，宜固涩。暴泻不可骤用补涩，以免固闭其邪；久泻不可漫投分利，以免劫其阴液。

（孙鹏整理）

（五）肝气郁滞案

程某，女，26岁。2020年8月12日初诊。

主诉：间断腹泻5个月，加重7天。

现病史：患者于2020年3月无明显诱因出现间断性腹泻，自行前往当地医院行肠镜检查，示溃疡性结肠炎。遵医嘱治疗后可缓解，服药期间上述症状时作时止。7天前因生气后上症加重，自行服用药物（具体不详），未见好转，为求中药治疗来诊。刻下见腹泻肠鸣，腹痛攻窜，泻后痛缓，善叹息，嗳气，两胁疼痛，多因情志因素诱发，大便质稀，伴有黏液脓血，每日2～3次。舌红，苔腻。脉弦细。既往否认其他慢性病史。

西医诊断：溃疡性结肠炎。

中医诊断：泄泻。

中医辨证：肝气郁滞证。

治法：疏肝行气止泻。

处方：柴胡15g，醋香附20g，陈皮20g，炒枳壳15g，白芍20g，川芎20g，甘草10g，甘松15g，防风15g，炒白术20g。7剂，水煎，早晚饭后口服，每次150mL。

二诊（2020年8月22日）：患者自述服药后大便次数由每日2～3次减为每日2次。患者腹泻缓解，肠鸣腹痛减轻，两胁疼痛稍改善，仍有脓血。舌淡红，苔腻，脉弦细。刘教授根据患者现有症状，在上方中加仙鹤草10g，白头翁20g。7剂，煎服法同前。

三诊（2020年9月2日）：服药后患者自述大便每日1次，肠鸣腹痛基本消失，胁肋胀痛缓解，胸闷太息有所改善，未见脓血。舌淡红，苔腻，脉弦细。服药后上述诸症基本好转，为固其效，嘱患者继续服用上药10剂，煎服法同前。嘱患者调整情志，合理膳食，病情变化随诊。后随访1个月未见复发。

按：患者为青年女性，时常闷闷不乐，抗拒就医，在家人的陪伴下方来就诊。分析病例，该患平素情志不畅，肝郁气滞，气血不行，郁结肠中，浊毒内蕴，阻碍气机，脾运失常，水谷不化，清浊不分，故大便溏泄。阻碍血脉，不通则痛，故腹痛，肠道内呈溃疡性结肠炎样改变。浊毒下注，故便中夹有黏液、脓血。肝气郁滞为发病之本，进而肝脾不和，浊毒内生。故在疏肝理气的同时，兼以实脾，气血调和，秽浊自去。药用香附、柴胡等疏肝理气，甘松理气止痛开郁，川芎活血行气以止痛，陈皮、枳壳理气行滞，防风燥湿以助止泻，白术健脾益气，芍药、甘草养血柔肝、缓急止痛，兼以调和诸药。7剂后，肝气稍显条达，除疏肝理气总则外，宜兼顾脐毒，方中加仙鹤草、白头翁，以化浊解毒，止血止利。三诊时，症见泄泻缓解，气机有所调畅，继服10剂以固其效，经综合调理，患者症状缓解，病情改善，其父母感激之情溢于言表。

《景岳全书·泄泻》云："凡遇怒气便作泄泻者，必先以怒时挟食，致伤脾胃，故但有所犯，即随触而发，此肝脾两脏之病也。盖以肝木克土，脾气受伤而然。"郁怒伤肝，肝失疏泄，木横乘土，脾胃受制，运化失常，或忧思气结，脾运蹇滞，均致水谷不归正化，下趋肠道而为泻。故见下痢多因情绪紧张而发作，腹痛欲便，便后痛减，胸胁胀闷，善太息，嗳气，食少腹胀，矢气频作，舌质淡红，苔薄白，脉弦或弦细。《景岳全书·泄泻》指出："泄泻之本，无不由于脾胃，盖胃为水谷之海，而脾主运化，使脾健胃和，则水谷腐熟，而化气化血，以行荣卫。若饮食失节，起居不时，以致脾胃受伤，则水反为湿，谷反为滞，精华之气不能输化，乃至合污下降，而泻痢作矣。"情绪因素也可能会引起泄泻，如陈无择《三因极一病证方论·泄泻叙论》中提出："喜则散，怒则激，忧则聚，惊则动，脏气隔绝，精神夺散，必致溏泄。"七情失节，肝木不升，郁而成贼，横犯脾土；忧思伤脾，土败木贼，可致脾失健运，升降失司，痛而成泻。

刘教授说："溃疡性结肠炎患者因病程日久，脾气虚衰，稍有不遂，肝木极易相乘而发病，肝脏的正常疏泄条达是脾胃功能正常的先决条件，肝脏的疏泄正常，人体气血畅达，脾能升清，胃能降浊，心血畅行，肺气宣肃，肾藏泄有度，则'气血冲和，百病不生'。溃疡性结肠炎之病位在大肠，其与肺相表里，肺乃庚金之脏，与肝木相克，肝失疏泄，则侮及肺金，下迫大肠，大肠传导失职，则发泄泻。"

刘教授认为，糟粕聚于体内，腑气不通，影响"六腑中轴"的正常运转，生成腑秽，聚而成浊化毒，变生百病，临床分为"腑气，腑浊，腑毒，脏毒"四个阶段。腑毒，浊之深、重，由量到质的变化，毒即害，入营入血，日久入络，病情凶险，易成重症，危及生命。在正气尚有一息承受之力，即宜改善六腑功能，通顺为要，排出由浊变毒的病理产物。本病病位在肠，腑毒既为病理产物又是致病因素。患者情志失调，肝失疏泄，木旺乘土，致健运失司，和降失常，水谷运化不及，水湿内停，湿凝成浊，腑毒内蕴。腑毒积滞于肠腑，气机郁滞则腹痛；腑毒之邪眷恋下焦，大肠传导功能失司，则致腹泻；腑毒内蕴肠中，同气血胶着，阻滞肠络，血行不畅，肠络脂膜受损，血败肉腐，则见黏液脓血便。同时腑毒为病，如膏如脂，重浊黏腻，终使胃热阴伤，气滞络阻，肠络瘀滞，气不布津，血不养经，腑毒相干为害加之，与气血胶结，亦为溃疡性结肠炎经久不愈之关键。腑毒即某些原因引发机体阴阳失调，五脏六腑之功能紊乱，气血运行不畅，导致代谢产物不能排出体外，瘀积日久而成浊邪，发展而来。刘教授认为，肝失疏泄，脾失运化，水湿停滞，痰浊内生，瘀阻肠络，形成腑毒，毒邪互结，络脉不通而发为溃疡性结肠炎。此患发病的关键在于肝失疏泄，故刘教授选用柴胡疏肝汤合痛泻要方加味，抑肝木、扶脾土、运中轮、调气机。方中选用柴胡，解肝郁而升少阳之气，转四轮以运中轴；炒白术运脾而燥湿，运中轴以行四轮。二者共为君药，旨在抑木扶土，恢复气机之升降。枳壳行气而导滞，泻脾胃之壅滞，与柴胡相配，一升一降，加强疏肝理气之功；香附疏肝行气止痛，陈皮理气和胃燥湿，三者共为臣药，条达气机兼祛湿滞。川芎行气开郁，活血止痛；白芍柔肝缓急止痛，且可滋养肝阴，以防诸药疏肝太过耗散真阴。二味共为佐药。炙甘草调和诸药，且可缓急止痛，健脾益气，与白芍相合酸甘化阴，以防劫伤真水；防风为风药之润剂，可燥湿以助阳止泻，又为脾经引经药。二药功兼佐使。诸药相合，鼓舞少阳之气，推动升降之力，使肝气得疏，脾运得健。临床应用时，在疏肝健脾、调理气机的同时，更应注重辨证论治，随症加减。

（张炜崧整理）

（六）热结血燥案

于某，男，48岁。2021年6月5日初诊。

主诉：腹痛，排黏液脓血便4年，加重伴乏力3天。

现病史：患者4年前无明显诱因出现腹痛，排黏液脓血便，反复发作。结肠镜检查提示末端回肠黏膜可见散在充血、糜烂。诊断为溃疡性结肠炎。其间多次住院治疗，症状好转出院。3天前，因过度疲劳上述症状再次出现伴乏力，自行口服黄连素片（具体用量不详），症状未见好转，为求中医药治疗前来就诊。刻下见腹部灼痛，排黏液脓血便，乏力，消瘦，近3日体重减轻2kg，排便次数增多，每日3～4次，里急后重，烦躁易怒，口干口渴，纳差，失眠多梦，小便短黄。舌暗红苔黄燥，脉滑数。

西医诊断：溃疡性结肠炎。

中医诊断：痢疾。

中医辨证：热结血燥证。

治法：清热散结，凉血润燥。

处方：白头翁20g，黄连10g，黄柏10g，秦皮10g，玄参30g，麦冬30g，芍药20g，生地黄30g，黄芩10g，侧柏叶炭15g，白茅根15g，棕榈炭10g，桂枝20g，木香10g，甘草10g。7剂，水煎，早晚饭后口服，每次150mL。嘱患者充分休息，调节情绪，半流质饮食。

二诊（2021年6月16日）：患者服药期间腹痛症状明显减轻，脓血便量减少，排便每日2～3次，余症状皆有所缓解，乏力仍较严重，纳差有所缓解，但仍食欲不佳，舌红，苔黄，脉滑。刘教授根据现有症状，在上方基础上加黄芪30g，陈皮20g，六神曲20g以补气健脾。10剂，煎服法同前。

三诊（2021年7月2日）：患者自述腹痛症状明显缓解，已无脓血便，大便每日1～3次，伴有少量黏液，乏力症状缓解，食欲有所增加，仍有少许口干、烦躁易怒症状。舌淡红，苔薄黄，脉滑。刘教授根据现有症状，在上方基础上去掉侧柏叶炭、白茅根、棕榈炭，加柴胡15g，龙胆15g以清热疏肝。7剂，煎服法同前。嘱患者选择富营养、易消化饮食，调情志，避免劳累。定期复查结肠镜等，病情变化随诊。15天后电话随访，患者诸症状基本缓解。

按：患者为中年男性，平时工作压力较大，症随4年，其间多次请假住院，治疗后症状可减轻，无奈病情反复，怀揣尝试之念寻中医药治疗。刘教授潜心施方，三诊过后，患者症状改善，叹服中医药之神奇。唐容川《血证论》曰："且经隧之中，既有瘀血踞住，则新血不能安行无恙，终必妄走而吐溢矣，故以去瘀为治血要法。"所谓出血必有留瘀，瘀血不除，出血不止，新血不生，所以治疗上不能单纯地止血，要配以活血化瘀，使血归常道，出血自止。因此活血止血是治疗UC的重点，对于热迫血行者佐以侧柏叶炭、白茅根、棕榈炭等凉血止血；溃疡性结肠炎病机复杂，发展多变，临证用药应视病情轻重而定，既不能一味活血，以防动血伤血，又不能一味止血，以防留瘀留邪。活血止血灵活运用，通畅血道，留守其乡，各归本位。

毒乃浊之厚，腑毒以实证多见，浊毒病情缠绵难愈，病势凶险怪异，常与气血搏结，变证多端。浊毒既可作为病因，又可作为疾病的发展结果，常阻塞气机，瘀结脉络，伤及营卫，劫耗气血，败坏脏腑。受腑毒影响，脏腑不能发挥正常生理功能，通腑可以排出蓄积于体内的废物，防止毒邪及气入血，加重病情。因此当浊毒邪猖，邪必克正，流走于肠间便会导致溃疡性结肠炎的发生。故治疗以化浊解毒法贯穿始终，同时应注重顾护胃气，因为脾胃虚弱是发病之本。在治疗本案时，运用清热化浊解毒法，应用黄芩、龙胆、黄连、生地黄等苦寒药物。需注意，若大量运用苦寒药物，易凉遏瘀滞、损伤脾胃，临证宜加桂枝、木香等温通理气之品，以佐制药物寒凉之性，从而达到运脾化湿、祛邪不伤正的目的。

患者长期饱受病痛折磨，难免产生负面情绪，除药物的治疗外，还要重视对患者心理的调理，治病先知心，知心先治心，治心用心法，心静病亦安。保持精神愉快，缓解焦虑、抑郁情绪，劝导患者减轻自身心理负担，鼓励精神放松，对本病的恢复至关重要。劝导患者保持良好的饮食习惯，保证食物新鲜、多样化、营养均衡，饮食有节有度，多食易消化、少杂质的食物，避免进食刺激性、不易消化类食物对本病的康复也同样重要。引导患者自身加强日常调摄和预防意识，做到"食饮有节、起居有常、调摄情志"，防治结合，才是最佳之选。

本病案患者，男，48岁，以腹痛、排黏液脓血便4年，加重伴乏力3天为主诉就诊，是一个典型的慢性反复发作溃疡性结肠炎的病例，中医诊断为热结血燥之痢疾。热邪浊毒熏灼大肠，气血运行失司，致热结血燥，伤及血络，故下痢脓血；热毒阻滞，气机不畅，腑气不通，则腹部灼痛、里急后重；热毒伤津，故口干口渴；久泄久痢损伤脾胃，脾气虚弱，故纳差；脾气虚，化源不足，中气不足则乏力、消瘦；小便短黄，舌暗红苔黄燥，脉滑数均为热结血燥之象。治宜清热散结，凉血润燥。

刘教授博览中医古籍，集历代医家之精华，善用经方，治疗溃疡性结肠炎效果显著。本则医案中主方为白头翁汤合增液汤加减，取其清热散结、凉血润燥之意。白头翁汤出自《伤寒论》，为治疗疫毒痢的代表方，用药精简，全方苦寒，功善清热解毒、凉血止痢。以善入大肠血分之白头翁为君药，清热解毒，清解大肠血热，止痢。臣以苦寒黄连、黄柏清热解毒，燥湿厚肠。佐以苦涩而寒之秦皮，清热燥湿，兼以收涩止血、止痢。全方以苦寒清热解毒为主，清解之中兼以凉血、收涩。现代研究也证明，白头翁汤可通过调节T细胞亚群，促进机体分泌大量的TGF-β1、IL-10、IL-13等抗炎因子，并有效抑制TNF-α、IL-1、IL-6等炎症因子的释放，起到治疗溃疡性结肠炎的作用。

增液汤出自清代吴鞠通《温病条辨》，为治燥剂，具有增水行舟之功效。主治"阳明温病，无上焦证，数日不大便，当下之，若其人阴素虚，不可行承气者"。方中重用玄参为君药，其咸寒润下，善滋阴降火，润燥生津。麦冬甘寒滋润，大有滋阴润燥之功；生地黄滋阴壮水，清热润燥，二药共为臣佐。三药合而用之，大补阴津，即以增水，水满则舟自行。全方药少力专，妙在寓泻于补，以补药之体，作泻药之用，既可攻实，又可防虚。增液汤的临床使用范围广泛，但万变不离其宗，临床用药还需紧扣其滋阴润燥的特点，上能滋肺胃之阴，下可滋肝肾之阴，另外还可入营分、血分，凉营清心，散结通络，并且能通胃肠之积滞。

（桑子淇整理）

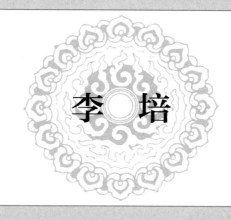

李○培

一、医家简介

李培（1950— ），男，教授、主任中医师，全国老中医药专家学术经验继承工作指导老师，全国名老中医药专家传承工作室指导老师，成都中医药大学博士研究生导师，四川省学术技术带头人，四川省第二届十大名中医，享受国务院政府特殊津贴。任世界中医药学会联合会内科学会常务理事、中华中医药学会内科分会常务理事、中华中医药学会脾胃病分会常务理事、四川省中医药学会副会长、绵阳市中医药学会会长。

李培教授从事中医临床、教学、科研工作50余年，研制院内制剂5种，主研、参研国家及省市级课题15项，获得省市级科技进步奖9项，主编著作3部。带教国家和省级学术经验继承工作继承人4人，培养博士后、博士、硕士40余人。李培教授及其弟子发表论文70余篇。

二、学术思想

（一）病名研究

中医古籍中虽无溃疡性结肠炎之病名，但根据其反复发作或持续性的腹泻，或黏液或者脓血便，或者腹痛、里急后重的临床表现，可以归属于"痢疾""泄泻""久泻""肠澼""休息痢""肠风""脏毒""滞下""大瘕泄""下利"等范畴。李培教授认为该病多属中医"久泻""痢疾"范畴，多数患者处于缓解期，可以按照"久泻"诊断治疗；部分患者处于病情活动期，可以按照"痢疾"诊断治疗。

（二）病因病机研究

李培教授认为本病的病位虽然在大肠，但与脾、胃、肝、肾关系极为密切。大肠、小肠皆属于胃，统于脾，《景岳全书》云："泄泻之本，无不由于脾胃。"又云："凡里急后重者，病在广肠最下之处，而其病本不在广肠而在脾肾也。"因为本病相当于"久泻"或（和）"痢疾"，主要与脾、肾密切相关。

刘河间《素问玄机原病式》指出："诸泻痢皆兼于湿……湿热甚于肠胃之内，而肠胃怫热郁结……以致气液不得宣通。"可见湿热在溃疡性结肠炎的发病中占有重要地位。溃疡性结肠炎主要因为湿热，湿热滞于大肠，熏蒸肠道，与气血相搏结，使肠道传导失司，脂络受伤，气凝血滞而发病，久之则损伤脾胃，导致脾胃虚弱，脾气受损，运化失司，水湿停聚，聚久生热，湿热流注肠间而致泄泻等症候。若素体脾胃虚弱，情志失调，起居失常，饮食不节，特别是饮食冰冷油腻或辛辣黏滑，导致脾胃失和，脾失健运，水反为湿，谷反为滞，清浊相混，脾胃升降失常，清气不升，浊气不降，发为下利、泄泻；湿热邪气搏结于内，肠腑传导失司，通降不利，气血壅滞，内溃为疡，肠络受损，则大便赤白黏冻，里急后重；反复发作，迁延日久，久病及肾，肾阳虚衰，其人畏寒肢冷，下利滑脱不禁，或者五更腹泻、腹痛，为脾肾两虚之象。可见湿热内蕴与脾胃虚弱两者常互为因果，而湿热贯穿于疾病的始终。

此外湿热毒邪，日久不解，浊毒损伤肠络，毒邪留恋，肠络瘀滞，腹部刺痛，大便量少色暗，脉涩，舌质紫暗或有瘀斑，两目暗黑，为瘀血内结之象。整体而言，溃疡性结肠炎的病位在大肠，根据中医脏腑整体观理论，其与脾、胃、肝、肾关系密切，以脾肾为最，病理因素主要有湿热、寒湿、气虚、气滞、瘀血、浊毒等，发作主要与饮食、情绪因素关系密切，急性发作期的病机是脾虚湿热内蕴，气血壅滞，肠络受损，内溃为疡，以邪气偏盛为主；缓解期的主要病机为脾肾虚弱，湿热留恋，气滞血瘀为患，以正虚为主。

（三）重视分期、分部位结合辨证个体化施治

溃疡性结肠炎由于其反复发作的特点以及邪正盛衰的关系，临床治疗以分期辨证论治的模式最为实用。急性发作期，湿热邪气搏结于内，肠腑传导

失司，通降不利，气血壅滞，内溃为疡，肠络受损，则大便赤白黏冻，里急后重，肛门灼热，便意急迫，或发热腹痛，便下脓血，舌红苔黄腻，脉滑数多见。治疗当急则治其标，顿挫邪气，以清热燥湿、凉血止痢、调气宽肠法为主。对于急性期，病位在直肠、乙状结肠的患者，李培教授多采用内服配合中药保留灌肠、针灸等治疗手段。通过灌肠可以减轻苦寒药物的不良反应，使药物直达病所，发挥敛疮生肌、止痛消瘀功效。李培教授常用的灌肠药物主要有白头翁、黄柏、苦参、儿茶、地榆、白及、三七粉、石菖蒲等。对于本病缓解期，李培教授治疗多以健脾益气、渗湿止泄为主，常选用参苓白术散加减，脾肾阳虚者选用四神丸加诃子、赤石脂等治疗，收效满意。

（四）重视饮食生活起居调摄

《素问·痹论》云："饮食自倍，肠胃乃伤。"《素问·四气调神大论》云："圣人不治已病，治未病。"中医养生预防保健思想在脾胃病的康复中有很高的指导意义。四川绵阳地处盆地，气候潮湿，居民喜欢辛辣饮食，因此李培教授十分重视慢性溃疡性结肠炎患者的饮食生活、起居调摄。经常要告诫患者注意饮食有节制，病情活动期不宜进食辛辣刺激、冰冷黏滑、肥甘厚腻之品，饮食应该清淡、易消化，避免饮酒、火锅等刺激性食品，伴有消化不良患者，禁食牛奶、豆浆、油条等不易消化饮食。慢性溃疡性结肠炎患者，病情容易反复，长期患病，性格多焦虑、敏感，常因情志不调加重或者复发，因此李培教授非常重视这些患者的心理疏导和心理安慰，常在处方中加入合欢皮、香附、柴胡、酸枣仁等疏肝安神理气药物，同时引导患者正确认识本病，树立战胜疾病的信心和勇气。

三、临床特色

李培教授认为溃疡性结肠炎发病多与湿热内蕴、脾胃虚弱有关，湿热内蕴成毒、气滞血瘀是本病活动期的基本病机。他确立了清热燥湿解毒、调气和血为其基本治法，体现"急则治标"之原则；采用"理气与清肠同用、止血与活血同步、补气与养阴共举、寒热同用适收涩、随证用药宜加减、重视药理"的思维方法治疗溃疡性结肠炎，临床疗效显著。

李培教授基于多年治疗本病的临床经验，潜心研究，以经方白头翁汤合时方芍药汤化裁加减，名为"翁榆方"，疗效显著。本方由白头翁、黄连、地榆、黄柏、木香、赤芍、枳壳、当归等组成。方中白头翁、黄连、黄柏三药是仲景治疗下痢之主药，三药皆味苦，性寒，主入大肠经，善于清热解毒，凉血止痢，是古今公认的治疗湿热泄泻、痢疾的常用药；地榆性寒而酸涩，善于凉血止血，敛疮生肌，与赤芍、当归合用，凉血止血化瘀并行，止血而不留瘀，相得益彰，体现了李培教授"凉血则便脓自愈"的治痢原则；木香、枳壳宽肠行气，是治疗腹痛坠胀之常用配对，必要时加入槟榔，疗效更佳。李培教授特别喜用槟榔调气除胀，对于溃疡性结肠炎伴肛门坠胀、便意频频、里急后重者投之辄效。肉桂、甘草辛甘化阳，为反佐，大队苦寒药物使用，容易损伤脾胃阳气，肉桂善于温阳，甘草和中补脾。全方合用，清热燥湿，凉血止痢，调气行滞。

（一）理气与清肠同用

脾胃虚弱，复感"湿、热、毒"邪后，可有里急后重、便脓血等临床表现。湿为有形之邪，阻碍肠中气机；热邪煎灼津液致瘀血，甚则灼伤血络而致出血；更有气血壅滞，血败肉腐，化为脓血，下而成痢。再加上"久病入络""久病必有瘀"，血分受病，脉络受损则便血；气分受病，大肠传导受阻则后重、便下黏液。故调气行血为治疗本病必用之法，调畅气机则湿邪易除，"气能行湿也"。瘀血不去，则新血难生，脉络失养，内疡难以愈合。活血通络，祛瘀生新则脓血易去，瘀去而精微归于正常。黄连、黄柏、白头翁可以清热燥湿解毒；木香、枳壳之品调理中焦气机，行气止痛，助脾胃健运。上药共达"行血则便脓自愈，调气则后重自除"之功。

（二）止血与活血同步

便下脓血为本病主要症状，李培教授认为此乃大肠气血凝滞，血不归经，加之热入血分，迫血妄行使然。治疗应活血化瘀，凉血止血兼顾。若只知凉血止血，止血太过或寒凉太甚，反致瘀重，使湿瘀留滞，久病入络，以致病情迁延不愈。湿热毒邪熏灼肠络，以致便下脓血量多者，当以大剂清热解毒，凉血止血。少佐活血化瘀药则凉血无凝血之弊，活血无动血之虞。李培教授常用地榆、赤芍、当归活血止血，仙鹤草止血补虚。

（三）补气与养阴共举

患病日久，耗伤气阴，常表现为疲倦乏力，口渴，心烦。故对于久病者，李培教授临证常益气健脾、养阴生津兼顾，益气健脾常用党参、黄芪、白术、甘草等，养阴生津常用北沙参、西洋参、石斛、芍药等，芍药、甘草同用酸甘化阴。

（四）寒热同用适收涩

李培教授常用的翁榆方中，白头翁、黄连、黄柏、赤芍、仙鹤草、地榆等药多属寒凉之品，为防药物误伤中阳，当以温运中阳；且痢疾患者脾阳多失温养，日久脾肾两虚，则当施以温肾暖脾之品。故专门加用肉桂一味，寒热同用，以收止泻除弊之功。此外，李培教授认为，本病纯虚者并不多见，治疗上应注意疏泄导滞，当邪气去则可轻投收敛固涩之品，故翁榆方中加用仙鹤草稍加收敛。

（五）辨证论治及随症加减

对于饮食冰冷黏滑后出现本病复发或者加重，症见大便溏泻、腹部冷痛、脉沉肢冷、口淡无味、舌水滑者，多为寒湿困遏脾阳，治以温中清肠除湿、调气止痛，李培教授常选连理汤或者升阳益胃汤加减。李培教授十分重视炮姜的使用，认为经过炮制之后，姜的温燥之性减轻，暖脾调气止泻痢作用增强，常与黄连合用，温清并用，相互佐制，一方面祛邪利湿除脓血便，另一方面可以防止温燥动血，二药合用，相得益彰，是李培教授治疗痢疾、腹泻的常用配对。对于饮食积滞，脾胃失和出现的本病复发或者加重，李培教授多采用和胃消食的代表方保和丸加减治疗；对于七情失和，肝郁乘脾出现的腹痛、腹泻，胁肋不舒，情志抑郁，多采用疏肝理气、健脾和胃之法，选痛泻要方加葛根、柴胡、升麻、防风等风药治疗，取风药能升发脾阳、风能胜湿之意，因为风药主动，性升散，借助风药之性，祛湿缓急，助脾胃升降复常。对于本病缓解期的治疗，李培教授多治以健脾益气、渗湿止泄，常选用参苓白术散为主方加减，脾肾阳虚者也选用四神丸加诃子、赤石脂等治疗，收效满意。

李培教授临证过程中用药灵活、随症加减。如腹胀、食少、嗳腐吞酸、大便稀溏者，加用焦山楂、焦建曲消食导滞。大便日行十余次甚则数十次，里急后重甚者，加用石榴皮、乌梅收涩固脱；若苔白腻甚、里急后重不明显者，可加肉豆蔻、补骨脂加强收敛止泻的作用。兼有舌苔厚腻、口苦口臭者，加用苍术、藿香、佩兰化湿避秽。下腹冷痛者加吴茱萸、小茴香、乌药散寒止痛。烦渴尿赤者，加用栀子、滑石清心利浊。久泻便血不止者，加用三七粉、炒蒲黄、侧柏叶炭等增强止血祛瘀之效。中气下陷者，加用党参、炒白术、黄芪益气举陷，同时少佐柴胡、葛根、升麻、防风等"风药"升清举陷，亦可用白头翁汤合补中益气汤加肉桂。

（六）重视药理

李培教授认为中医也要与时俱进，重视借鉴现代药理知识、研究新进展为临床服务。在临床遣方用药时，李培教授时常将现代药理知识运用于临床。如白头翁有增强免疫功能、抗炎作用；肉桂有提高肠管张力，对肠胃有缓和的刺激，可促进唾液及胃液分泌，增强蠕动，解除内脏平滑肌痉挛，缓解肠道痉挛性疼痛，并有轻度促进胆汁分泌作用，对药物引起的功能紊乱具有调节作用；黄连具有抗微生物、抗原虫、抗炎、抗溃疡、增加冠状动脉血流量及降低血压的作用；木香煎剂对胃排空及肠推进功能均有促进作用；仙鹤草具有消除黏膜水肿、促进溃疡愈合、解除平滑肌痉挛、镇痛及调节体液免疫的作用；黄柏在发挥抗菌解毒作用的同时尚可促进血管新生，迅速消除炎症水肿，改善创面微循环，促进肉芽生长和加速伤口愈合，另外黄柏能增强单核巨噬细胞的吞噬功能，提高机体的非特异性免疫力；地榆有抗炎、消肿、止泻和抗溃疡作用，可降低毛细血管的通透性，减少渗出，从而减轻组织水肿；枳壳有促进胃肠蠕动、抑制肠管痉挛和推进胃肠运动的作用；当归补血养血，促进肌肉血液循环、改善代谢，有抗炎、增强机体免疫功能及保护缺血损伤组织的作用。现代药理研究发现白头翁汤具有显著的抗炎及修复溃疡的作用，白头翁汤与清热解毒药相配伍，能使大肠杆菌内毒素、血浆内毒素减少，血液黏度增加，凝血酶原时间缩短。香连丸的临床疗效确切，具有明显的止泻和抗炎作用，能够抑制肠蠕动，对多种菌株都有一定的抑制作用。

四、验案精选

（一）热毒炽盛证案

程某，男，46岁。2019年7月15日初诊。

主诉：反复大便性状改变伴黏液脓血便4年余，加重1个月。

现病史：4年前患者无明显诱因出现黏液脓血便，大便不成形，每日2～3次，伴间断腹部不适，于当地医院就诊，行电子结肠镜提示溃疡性结肠炎，对症治疗后好转，此后症状反复。1个月前，患者劳累后再次出现大便性状改变，稀糊状，偶有水样便，伴见黏液脓血，里急后重，腹部隐痛、腹胀，为寻求中医治疗，来门诊就诊。刻下见大便呈稀糊状，偶有水样便，伴见黏液脓血，每日2～3次，里急后重明显，腹胀，腹部隐痛，进食后明显，口干。舌红，苔黄厚，脉弦滑。

西医诊断：溃疡性结肠炎。

中医诊断：久痢。

中医辨证：热毒炽盛证。

治法：清热燥湿，凉血解毒，调气宽肠。

处方：白头翁18g，地榆15g，当归9g，黄连6g，赤芍15g，吴茱萸

4g，枳壳15g，黄柏9g，儿茶9g，桂枝9g，海螵蛸18g，炙甘草3g，仙鹤草15g，木香15g。7剂，水煎服，每日1剂，每剂煎取600mL，分3次服。

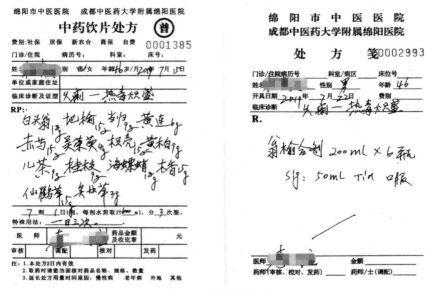

图1　程某中药处方

二诊（2019年7月22日）：患者大便情况明显好转，每日2～3次，伴脓血，里急后重，腹胀腹痛减轻。舌红，苔黄厚，脉弦滑。方药：院内制剂翁榆合剂50mL，每日3次，兑温水口服。

三诊（2019年8月1日）：大便成形，偶稀糊状，每日1～2次，偶有脓血和里急后重感，无腹胀腹痛。舌红，苔黄厚，脉弦。方药：院内制剂翁榆合剂50mL，每日3次，兑温水口服。

此后5次调理而痊愈，不离"翁榆方"加减或翁榆合剂治疗。3个月及半年后随访，患者症状未反复。

按： 此患者首诊以腹痛、里急后重、下痢黏液脓血为主，且病程日久，反复发作，属中医久痢范畴。患者湿热毒邪壅滞肠中，气机不畅，传导失常，故腹痛，里急后重。湿热毒邪熏灼肠道，脂络受伤，气血瘀滞，化为脓血，故下痢黏液脓血。苔厚为湿，黄为热，脉弦滑为实。治疗当清热燥湿、凉血解毒、调气宽肠，用翁榆方加减。此方中李培教授易肉桂为桂枝，肉桂和桂枝同生于桂树，肉桂为桂树皮，桂枝为嫩枝，两者均有温营血、助气化、散寒凝的作用。但肉桂长于温里止痛，入下焦而补肾阳，归命火。桂枝长于发表散寒，振奋气血，助阳化气，温通经脉。此患者中年男性，病史较长，口干，进食可，无腰膝酸软之象。舌红，苔黄厚，脉弦滑。综合分析，脾肾阳气未亏。故用桂枝振奋气血，助阳化气，温通经脉。患者大便呈稀糊状，偶有水样便，伴见黏液脓血，加用海螵蛸收敛止血、收湿敛疮。二诊诉首诊方药效佳，为便于长期服用，改为翁榆合剂巩固治疗，翁榆合剂为绵阳市中医医院院内制剂，由翁榆方各药适量，按标准制作方法制成口服液，口服、灌肠均可，疗效颇佳。三诊患者诉服用翁榆合剂疗效稳定，诸症减轻，效不更方，溃疡性结肠炎容易反复发作，继续巩固治疗。

　　本案患者从进入诊室开始就给人一种"久病折磨、满面愁容"之感，面色红、身形瘦削、性格急躁，然李培教授仍不紧不慢、一脸慈祥、面带微笑、仔仔细细与患者耐心沟通交流。李培教授首先用几句家常话，拉近医患距离，打消患者疑虑，增加患者信心；然后，李培教授熟练运用中医望、闻、问、切四诊收集病情资料、获取疾病特征、归纳病证类型。望诊时，除望神、望面色、望舌等之外，李培教授尤重视望咽喉，望咽喉是否红肿、溃烂、伪膜。李培教授问诊内容遵循"十问歌"，问诊详细，非常耐心。切诊中，李培教授擅长脉诊，喜寸口诊法，分寸、关、尺三部，每部各以轻、中、重指力按脉，分浮、中、沉，特别推崇《难经》《濒湖脉学》。李培教授尤重视"腹诊"在临床中的运用，腹诊诊疗疾病历史悠久，《黄帝内经》中就强调了腹诊的重要性，李培教授一边为患者腹诊一边对学生说："腹腔中包含了很多重要的脏器，腹诊可以帮助我们定位病变所在的脏器，使我们辨病辨证更加准确；腹诊中获得的信息也能帮助我们判断疾病的性质，如刺痛、胀痛、钝痛等代表的疾病性质均有不同。"然后四诊合参，辨证用药。看病结束时，李培教授叮嘱患者按煎服法煎药服药，要注意饮食，纠正不良习惯。

　　临床上很多因素会影响到疗效。首先是情志因素，当今社会生活节奏快，工作压力大，很多疾病与情志因素密不可分，如焦虑、抑郁等可导致服药效果差。其次饮食因素对消化性疾病影响也较大，如烟、酒、肥甘厚味、辛辣刺激等。第三，正确的煎药方法也是提高药效的关键。类似影响疗效的因素还有很多，这些因素往往不好控制，但是作为医生应该尽量多与患者沟通，减少这些不必要的影响因素，达到更好的治疗效果。

（尹华富整理）

（二）湿热下注，脾胃气虚证案

杨某，男，53岁。2020年1月14日初诊。

主诉：反复腹痛，黏液脓血便，里急后重半年。

现病史：半年前患者无明显诱因出现腹部隐痛，解黏液脓血便，平均每日4～5次，伴里急后重，遂于当地医院就诊，考虑"溃疡性结肠炎"，予对症处理后好转出院。出院后症状仍有反复，于绵阳某三甲医院就诊，完善肠镜检查提示"溃疡性结肠炎，累及直肠、乙状结肠待查"。活检：黏膜重度慢性炎性糜烂，活动度（+++）。予口服药物治疗（具体不详）后症状稍好转。1个月前于当地医院住院治疗，予抗炎、调节肠道菌群等治疗后，好转出院。今症状反复，为进一步系统治疗来门诊就诊。刻下见解黏液脓血便，伴里急后重，下腹胀痛，大便每日6～7次，肠鸣，乏力，纳差。舌淡红，苔白厚，脉弦。既往史无特殊。

西医诊断：溃疡性结肠炎。

中医诊断：休息痢。

中医辨证：湿热下注，脾胃气虚证。

治法：清热除湿，凉血活血，健脾益气。

处方：翁榆合剂 + 四君子合剂。翁榆合剂50mL，每日3次，兑温水口服；四君子合剂20mL，每日3次，兑温水口服。翁榆合剂100mL，每日1次，灌肠。

二诊（2020年1月21日）：患者解黏液脓血便好转，伴里急后重好转，下腹胀痛好转，大便每日4～5次，肠鸣。舌淡红，苔白厚，脉弦。处方：

翁榆合剂＋四君子合剂。翁榆合剂 50mL，每日 3 次，兑温水口服；四君子合剂 20mL，每日 3 次，兑温水口服；翁榆合剂 100mL，每日 1 次，灌肠。

三诊（2020 年 1 月 28 日）：患者解黏液脓血便明显好转，伴里急后重好转，下腹胀痛好转，大便每日 3 ～ 4 次，肠鸣。舌淡红，苔白厚，脉弦。方药：翁榆合剂＋四君子合剂。翁榆合剂 50mL，每日 3 次，兑温水口服；四君子合剂 20mL，每日 3 次，兑温水口服；翁榆合剂 100mL，每日 1 次，灌肠。

此后 4 次调理而痊愈。半年后随访，未见复发。

按： 患者首诊以腹痛、解黏液血便、里急后重为主，中医诊断休息痢，西医诊断溃疡性结肠炎明确。此患者因湿热之邪壅滞肠中，气机不畅，传导失常，故腹痛、里急后重。湿热熏灼肠道，脂络受伤，气血瘀滞，化为脓血，故下痢赤白。脾虚不能运化，故大便稀。舌质淡红，苔白厚皆为脾虚有湿热之象。翁榆合剂为院内制剂。方中白头翁清热解毒凉血，配黄连、黄柏清热解毒化湿。木香、枳壳行气宽中除胀；赤芍、当归活血；仙鹤草、儿茶、地榆收湿敛疮，生肌止血；甘草甘缓和中；肉桂散寒止痛，温通经脉，在众多清热药中佐以温药以防误伤阳气。四君子合剂由党参、白术（炒）、茯苓、甘草（蜜炙）、生姜、大枣组成，具有益气健脾的功效，用于脾胃气虚、胃纳不佳、食少便溏者。两药合用，可清热除湿，凉血活血，健脾益气。二诊效不更方，持续口服翁榆合剂和四君子合剂；持续翁榆合剂保留灌肠。中药保留灌肠可以使药物直达病所，促进溃疡愈合。大肠具有传化糟粕，吸收部分水液的功能。由于肺与大肠相表里，药物自大肠吸收，通过经脉复归于肺，肺朝百脉，宣发肃降，将药物输布于五脏六腑四肢百骸，从而起到整体治疗作用。三诊诸症减轻，效不更方，继续巩固治疗。

李培教授临证非常强调正气的重要性，正气充盛，则外邪不能侵犯，内邪不能暗生。脾气旺盛则脾能健运，清气善升，浊气善除，精微上奉，糟粕下输。脾旺者多食亦能运化，肝木亦不能克伐。脾胃一虚，百病由生，而脾胃当其冲。脾虚失于运化，则湿邪内生，外湿相引里湿为合，湿邪盘踞中焦，日久郁而化热，或饮食不节，湿热内生，或多食困脾，脾无力运化，酿生湿浊，湿热下注，阻滞气机。临床上，溃疡性结肠炎反复发作，迁延不愈，每遇情志失调或饮食不当即发病，此为湿热下注、脾胃气虚之象，为方便患者，李培教授常予翁榆合剂、四君子合剂合用，既祛邪又扶正。

溃疡性结肠炎容易反复发作，还与湿邪的致病特点相关。①湿性重浊：湿邪犯表，则令人头重身困，四肢酸楚，身热不扬；若湿滞经络，流注关节，则关节酸痛、沉重、活动不利，痛处不移；若湿流下焦，则小便混浊、不利，大便溏泄，或下利脓血，甚至妇人带下黏稠腥秽等。②湿性黏滞：这一特性主要表现在两方面，一是湿病症状多黏腻不爽，如患者表现为小便不畅、大便黏滞不爽等；二是反映在病程上，迁延时日，缠绵难愈，如风湿病、湿温病。③湿为阴邪，阻遏气机，损伤阳气：湿邪黏滞，留滞于脏腑经络，常常阻遏气机，使气机升降无能，出现胸脘痞闷、小便短涩、大便溏而不爽等症状。

（尹华富整理）

（三）肝郁脾虚湿热证案

李某，男，42岁。2019年7月17日初诊。

主诉：反复腹痛，大便不成形，伴黏液、里急后重4个月。

现病史：4个月前患者无明显诱因出现腹痛，大便不成形，每日3次，伴黏液，里急后重，于某省级三甲医院就诊，经西药治疗后效果不佳（具体用药不详），后症状反复加重，1个月前行肠镜及病理检查提示溃疡性结肠炎，未予正规诊治，今为进一步系统治疗，来门诊就诊。刻下见腹痛，大便不成形，每日3次，伴黏液，里急后重，口干，咽痒，怕冷，疲乏，嗳气，眠可，小便可。舌淡红，苔黄厚，左脉沉，右脉弦。

西医诊断：溃疡性结肠炎。

中医诊断：痢疾。

中医辨证：肝郁脾虚湿热证。

治法：疏肝理气，健脾和胃，清热除湿。

处方：柴胡香附方加减。柴胡15g，香附25g，炒白术25g，茯苓25g，延胡索 25g，川楝子 15g，黄连 15g，枇杷叶 15g，法半夏 25g，炙甘草 6g，枳壳 25g，陈皮 15g，党参 30g，高良姜 15g，海螵蛸 30g，桂枝 15g，射干 15g，粉葛 25g。4 剂，水煎服，每日 3 次，每次 200mL。

二诊（2019 年 7 月 24 日）：患者腹痛、大便不成形、黏液、里急后重较前稍好转，大便每日 2～3 次，怕冷、疲乏较前缓解，眠可，小便可。舌淡红，苔黄厚，左脉沉，右脉弦。方药：柴胡香附方加减。柴胡 15g，香附 25g，炒白术 25g，茯苓 25g，延胡索 25g，川楝子 15g，黄连 15g，枇杷叶 15g，法半夏 25g，炙甘草 6g，枳壳 25g，陈皮 15g，太子参 25g，高良姜 15g，肉桂 15g，射干 15g，粉葛 25g。4 剂，水煎服，每日 3 次，每次 200mL。

三诊（2019 年 7 月 31 日）：患者腹痛、大便不成形、黏液、里急后重较前明显好转，大便每日 1～2 次，无明显腹痛，疲乏，眠可，小便可。舌淡红，苔黄腻，脉沉弦。方药：柴胡香附方加减。柴胡 15g，香附 25g，炒白术 25g，茯苓 25g，延胡索 25g，川楝子 15g，黄连 15g，枇杷叶 15g，法半夏 25g，炙甘草 6g，枳壳 25g，陈皮 15g，太子参 25g，高良姜 15g，肉桂 15g，白头翁 25g，粉葛 25g。4 剂，水煎服，每日 3 次，每次 200mL。

此后 6 次调理而痊愈。3 个月及半年随访，未见复发。

按：该患者首诊以腹痛、腹泻、黏液便为主，属"痢疾"范畴。治疗痢疾，首当辨实痢、虚痢，"痢疾最当察虚实，辨寒热"（《景岳全书·痢疾》）。一般说来，起病急骤，病程短者属实；起病缓慢，病程长者多虚。形体强壮，脉滑实有力者属实；形体薄弱，脉弱无力者属虚。腹痛胀满，痛而拒按，痛时窘迫欲便，便后里急后重暂时减轻者为实；腹痛绵绵，痛而喜按，便后里急后重不减，坠胀甚者为虚。此患者平素脾胃虚弱，复因情志影响，忧思恼怒，精神紧张，致肝气郁结，横逆乘脾，运化失常，故见大便不成形、次数多，故属肝郁脾虚。脉弦亦为肝郁脾虚之象。另湿热积于肠中，故见舌质暗红、苔黄厚。处方柴胡香附方乃由柴胡疏肝散、黄连温胆汤、金铃子散三方相合加减而成，功效疏肝理气、健脾和胃、清热除湿，全方配伍特点在于木土同调、气血并治、寒温合用、攻补兼施。具体由柴胡、香附、茯苓、白术、川楝子、延胡索、黄连、法半夏、陈皮、枳实、竹茹、枇杷叶、炙甘草组成。方中柴胡和解少阳，疏肝理气；香附降胃肠之逆气。法半夏辛温燥湿，黄连苦寒清热燥湿，合而用之，辛开苦降。延胡索、川楝子疏肝泄热、活血止痛，以助行气通降。陈皮理气健脾，燥湿化痰。白术、茯苓健脾渗湿，射干清热解毒，炙甘草和中。柳宝诒云："治湿热两感之病，必先通利气机，俾气水两畅，则湿从水化，热从气化，庶几湿热无所凝结。"酌加肉桂温阳、海螵蛸收敛。葛根轻清升散，药性升发，升举阳气，鼓舞机体正气上升，津液布行，升发脾胃清阳之气而止泻痢。

二诊诸症减轻，党参 30g 改为太子参 25g。党参补中益气、健脾补肺，太子参功能补益脾肺、生津。这两种虽然都是补益类药，太子参其补气作用近似党参，但效力较差，但其可以补气生津。患者久泻易伤津，故调之。患者大便有所好转，减海螵蛸收敛之功。去桂枝改用肉桂增强温中之功。大便不成形有所减轻，仍有里急后重，黄连由 15g 减至 10g 继续清热燥湿。

三诊患者诸症减轻，去射干改为白头翁清热燥湿、解毒。

黄连是治疗湿热痢最为重要的药物。仲景葛根芩连汤、白头翁汤、乌梅丸皆不离黄连，现代脾胃病专家治疗溃疡性结肠炎，无论是内服还是灌肠大都重视黄连的使用。我国开发出的复方黄连素片是临床上治疗肠道感染的基础药物之一，至今在临床广泛使用。四川地区所产的黄连称为"川黄连"，是著名的道地药材。四川地区气候潮热，居民喜饮酒，嗜食辛辣之品，这是湿热内生的重要原因。临床常常碰到因饮食辛辣或者饮酒，溃疡性结肠炎复发或加重者。川黄连是清热燥湿之佳品，被古代医家誉为"病酒之仙药，滞下之神草"。

白头翁，《神农本草经》谓："味苦，温，主温疟狂易寒热，癥瘕积聚，瘿气，逐血止痛，金疮。"《本草经集注》谓"疗毒痢"。《本草蒙筌》谓："小儿头秃疸腥及两鼻血衄神效，男子阴疝偏肿并百节骨痛殊功。牙齿痛亦除，赤毒痢必用。"《本草纲目》言："热毒下痢紫血鲜血者宜之。"《本草汇言》云："凉血，消瘀，解湿毒。"《神农本草经》已经充分认识到白头翁的祛邪作用，对其主治有较详细的描述。明代以后，医家逐步认识到白头翁有"凉血，消瘀，解湿毒""消积滞"等功效，促进了临床的应用。中药药理研究白头翁可杀虫、抑菌。兰继毓等研究发现白头翁煎剂对杀灭溶组织内阿米巴的效果较好。曹景花等用 K-B 纸片扩散法测得白头翁水提液对金黄色葡萄球菌、绿脓杆菌、炭疽杆菌、伤寒杆菌、甲型链球菌、乙型链球菌等均具有明显的抑制作用。

（尹华富整理）

【参考文献】

［1］周滔，王帅，陈誩.陈誩治疗疑难重症溃疡性结肠炎临床经验［J］.北京中医药，2011，30（1）：25-27.

［2］屈杰，谭万初，徐春霞，等.从湿热夹瘀论治溃疡性结肠炎急性发作期［J］.四川中医，2014，32（5）：32-33.

［3］刘又前，顾培青，张露，等.沈洪教授辨治溃疡性结肠炎的证治思想撷英［J］.中国中医急症，2015，24（12）：2127-2129.

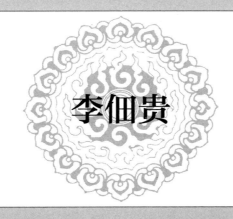

李佃贵

一、医家简介

李佃贵，男，1950年生，河北张家口蔚县人，中共党员，博士研究生导师，全国劳动模范，国医大师，全国中医药高等学校教学名师，全国第三、四、五、六、七批老中医药专家学术经验继承工作指导老师，国务院政府特殊津贴专家。先后获得全国中医药杰出贡献奖、中国老科学技术工作"突出贡献奖"等奖项。现任国家中医药管理局脾胃病重点专科、学科，慢性胃炎浊毒证重点研究室主任；担任世界中医药学会联合会浊毒理论专业委员会会长。

李教授首创"浊毒理论"，有效治疗多种疑难杂症，打破了胃癌前病变不可逆转的理论束缚。研制出"香苏化浊颗粒""康胃丸"等10余种制剂。主编参编《中医浊毒论》系列专著及高等学校教材50余部，获各类科研奖项30余项，获国家专利14项。

二、学术思想

（一）从浊毒论溃疡性结肠炎病因病机

溃疡性结肠炎是一种病因不明的慢性非特异性炎症性肠病，病灶位于结肠黏膜层及黏膜下层，呈连续性弥漫性分布，临床常见腹泻、腹痛、脓血便、里急后重等腹部的症状，或伴见贫血、发热、营养不良等其他全身症状。病程比较长，病情轻重不一，易于反复发作，治愈难度大。中医中没有溃疡性结肠炎的名称，据其临床表现可归属于"肠澼""泄泻""痢疾""肠风""便血"等范畴。

李教授根据多年临床经验，从浊毒论治溃疡性结肠炎疗效显著。浊毒在溃疡性结肠炎发病中既是一种病理产物，还是一种致病因素。溃疡性结肠炎浊毒证病因主要与感受外邪、饮食不节、情志失调及先天禀赋不足有关。情志不畅，肝失调达，克犯脾土；饮食劳倦，损伤脾土；先天禀赋不足，脾胃虚弱；或因外感六淫，均可导致脾胃虚损，脾虚不能传输精微，胃虚不能腐熟水谷，水反为湿，谷反为滞，水湿停聚，聚湿生痰，湿痰成浊，聚久生热，热蕴为毒，浊毒滞留肠道，熏蒸肠道，引起大肠传导失司，气机不畅，与气血相搏，气滞血瘀，血败肉腐化脓而发为本病。浊毒内蕴肠腑，进一步影响脾胃气机升降，气机阻滞则腹痛；湿浊下注大肠，传导功能失司，而致泄泻；浊毒与气血胶结，伤及肠壁脉络，使之气血瘀滞，血败肉腐，而见利下赤白黏液。病程日久则再伤脾胃，脾胃更加虚弱，浊毒再生，病情反复。因浊毒黏滞，难以速去，缠绵难解，故浊毒内蕴于肠道是溃疡性结肠炎反复发作及迁延难愈的重要因素。因此溃疡性结肠炎的主要病机以脾胃虚弱为本，浊毒内蕴、瘀血阻滞为标。病位在肠，与肝、脾、肾密切相关，本病源于脾虚，中期以标实为主，久则耗伤阴液，阴损及阳，损伤脾肾阳气，正虚邪恋，疾病缠绵难愈。

（二）从浊毒论溃疡性结肠炎常见临床表现

溃疡性结肠炎起病初期或急性期多为实证，常因湿浊、热毒、痰瘀蕴结大肠，气机失调，血络受损，而见脓血便、腹痛、腹泻、里急后重、肛门灼热、小便短赤、口苦口腻、头身困重、舌红或暗红、苔黄腻或黄厚腻等症；后期或缓解期多兼虚，常因脾肾不足，下元亏虚，运化无力，以致湿浊、瘀毒不去，病邪留恋，症见虚坐努责、完谷不化、腹部隐痛、腹痛喜按、肢体倦怠、神疲乏力、面色萎黄、纳食不化等，或见腹泻反复发作、滑泄不禁等。症状以脓血便为主者，多因浊毒蕴肠，脂膜血络受损。以泄泻为主者，实证因浊毒蕴肠，大肠传导失司；虚证因脾虚浊甚，运化失健。以腹痛为主者，实证多因浊毒蕴肠，气血失调，肠络阻滞，不通则痛；虚证因土虚木旺，肝脾失调，肠络失和。

（三）从浊毒论溃疡性结肠炎治则治法

1. 截断浊毒的生成

（1）健脾祛湿解毒：脾胃为后天之本，脾脏喜燥恶湿。《临证指南医案》

说"太阴湿土得阳始运",脾健则内湿不生,外湿不干,脾虚则水湿内生,日久化生浊毒,故健脾祛湿为化浊解毒的治本之法。常选用白术、茯苓、薏苡仁等药物。

（2）芳香化浊解毒：脾胃虚弱,运化失职,水湿停聚,积湿成浊,浊郁化热,热蕴成毒,浊毒蕴结肠道而发病。气味芳香之品多具有醒脾运脾、化浊辟秽的作用。常选用藿香、佩兰、半夏、白术、豆蔻等药物。

（3）清热燥湿解毒：湿久浊凝,热久生毒,凡湿热之证,缠绵不解,皆可化生浊毒,浊毒内蕴肠道,清热燥湿解毒可从发病的源头遏制浊毒的产生及传变。常选用黄连、黄柏、黄芩、栀子、龙胆草等药物。

（4）攻毒散结解毒：浊毒胶结固涩,难以祛除,致病情反复发作,缠绵难愈。以毒攻毒,活血通络,使浊毒流动起来,或排出体外,或归于清气。常选用全蝎、蜈蚣、白花蛇舌草、半边莲、半枝莲、绞股蓝等药物。

2. 促进浊毒的排出

（1）通腑泄浊解毒：浊毒内蕴肠道日久,可阻滞气机,致腑气不通,通腑泄浊解毒可荡涤腑气,使腑气保持畅通,给邪以出路,使浊毒从大便排出,肠道清洁。常选用大黄、厚朴、枳实、芦荟等药物。

（2）渗湿化浊解毒：湿浊同源,湿久浊凝,久则浊毒内蕴,加重水湿停聚,甘淡利湿之品可淡渗利湿解毒,使浊毒从小便排出。《丹溪心法·赤白浊》指出"胃中浊气下流,渗入膀胱",常选用茯苓、猪苓、泽泻、薏苡仁等药物。

3. 调肝理气化浊毒

溃疡性结肠炎患者常伴有心情抑郁、情绪不宁等情志障碍,可引起肝气疏泄失职,影响脾胃健运,脾胃虚弱,肝木极易相乘,因此溃疡性结肠炎患者常伴有肝气郁结、克犯脾土、肝脾不和之证,应用调肝理气之法可恢复肝胆疏泄功能及脾胃运化功能,气机畅通有利于浊毒的排出。常选用柴胡、香附、佛手、郁金等疏肝理气,或选用白芍、木瓜、乌梅等敛肝柔肝。

4. 活血化瘀祛浊毒

浊毒内蕴肠道日久则气机不畅,与气血相搏,气滞血瘀；脾胃虚弱,或后天失于调养，加上本病攻伐，气血阴阳皆可虚。气虚无力推动血液运行，阳虚则脉道失于温通而滞涩，血虚无以充血则血脉不利，阴虚则脉道失于柔润而血行不畅，皆可致血瘀之证。活血化瘀常选用桃仁、红花、莪术、延胡索、三七粉等药物，还要结合气虚、阳虚、血虚或阴虚，做到活血而不伤正。活血化瘀祛除瘀血，使血脉畅通，有利于浊毒的排出。

5. 消食导滞清浊毒

溃疡性结肠炎病程中，积滞与湿热、瘀血、痰湿等一起阻碍腑气通降，影响肠道正常的疏泄功能；缓解期正气亏虚，推动无力，积滞难以导下，湿热、痰湿黏附不去，气血瘀滞，正气益虚，每遇诱因而复发。消食导滞可使积滞去，湿热清，痰湿化，浊毒清除，气血畅通，正气得以恢复而不易复发。常选用山楂、神曲、鸡内金、莱菔子、木香、槟榔等药物。

6. 调肺化痰祛浊毒

肺与大肠相表里，大肠的传导功能依赖于肺气的宣发肃降，溃疡性结肠炎患者肺气不调，可影响大肠传导糟粕的功能，肺气亏虚，痰湿下流，留滞大肠，痰湿久羁不去，酝酿成浊毒，壅滞气血而发为本病。欲调整大肠的功能，就要调整肺脏的宣发肃降功能，常选用陈皮、半夏、桔梗、贝母等药物。

（四）从浊毒论溃疡性结肠炎分期分型

溃疡性结肠炎分为发作期和缓解期。李教授遵循"急则治其标，缓则治其本"原则，认为发作期当以祛邪治标为先，缓解期以扶正固本为主。发作期以实证、浊毒证为主，多因湿热中阻，浊毒内蕴大肠，与血相搏结，肠道黏膜血络受损，化为脓血，表现为腹痛、腹泻，便下脓血，里急后重，口干口苦，小便黄，舌红或紫红，苔黄腻或黄厚腻，脉弦滑数或滑数。故以清除肠道内浊毒之邪为首要任务，治以化浊解毒、清热利湿。常用白头翁、藿香、佩兰、茵陈、黄连、黄柏、当归、芍药、白花蛇舌草、半枝莲、半边莲、秦皮、苦参、广木香、茯苓等药物。

缓解期以脾肾两虚、正虚邪恋为主。常由于先后天受损，导致元气不足，脾胃运化无力，浊毒不除，病邪留恋；浊毒内蕴不解，日久耗气伤阴，常在脾虚的基础上损伤肾阴，甚至造成阴阳两虚的局面。因此对于本阶段的患者治以健脾补肾，调和阴阳，兼清余邪。若患者腹痛隐隐，脓血便减少，时有腹泻，脘腹痞满，不思饮食，面色萎黄，神疲乏力，为脾胃虚弱证，治疗以健脾益气为法，常用四君子汤合参苓白术散加减；若伴腰膝酸软，头晕目眩，五心烦热，午后发热，盗汗，舌红，苔少或花剥，脉弦细，为浊毒伤阴之证，伍以乌梅、五味子、山萸肉、石斛、女贞子、旱莲草等滋阴补肾；如腰膝酸冷，四肢不温，利下赤白清稀，甚则滑脱不禁，肛门坠胀者，为脾肾阳虚之证，常取真人养脏汤、四神丸等健脾温肾固涩为主的方剂加减。

三、临床特色

（一）化浊解毒为要

李教授认为溃疡性结肠炎发病与浊毒关系密切，浊毒相干为害贯穿于溃疡性结肠炎的全过程，浊毒之邪黏滞不解、损伤脂膜肠络是溃疡性结肠炎病程长、反复难愈的关键所在，因此化浊解毒法是治疗该病的有效方法。临床上常选用黄芩、黄柏、大黄苦寒清热燥湿化浊；藿香、佩兰、白蔻仁芳香醒脾，内消湿浊；黄连、蒲公英、白头翁、败酱草、白花蛇舌草、半枝莲清热解毒。根据临床辨证加减应用：偏于脾虚者可加茯苓、苍术、白术、泽泻运脾化浊，山药、芡实、扁豆、薏苡仁健脾化浊；兼血瘀者选红花、赤芍、三七粉活血化瘀；便脓血黏液者加地榆、秦皮、槐花凉血止血；出血多者加仙鹤草、三七粉、血余炭收敛止血等。慎用石榴皮等收涩之品，因浊毒之邪留滞不去，易致病势迁延难愈，应认清病机、祛除浊毒之邪为主，邪去则正自安。

（二）分期辨证论治

李教授将溃疡性结肠炎根据发病和临床表现分发作期和缓解期进行

辨治。

1. 发作期

（1）浊毒内蕴：便中夹带脓血臭秽，里急后重，胃痞纳呆，身热，肛门灼热，大便黏腻不爽，小便短赤，舌暗红，苔黄厚腻，脉弦细滑。治则：化浊解毒。方药：茵陈、黄连、藿香、大黄、黄柏、白花蛇舌草、败酱草。加减：便黏液脓血多者，加槐花、地榆、三七粉、血余炭，止血化脓而不敛邪。若药物苦寒，患者体质虚弱，可加用肉桂、木香、川芎、延胡索等温通行气之物，以免苦寒伤胃。

（2）气滞浊阻：情绪紧张或抑郁恼怒致腹痛泄泻，脓血便，攻窜作痛，腹痛欲便，便后痛减，或伴胸胁胀闷，食少腹胀，善太息，矢气频作，舌质淡红，苔薄白，脉弦或弦细。治则：行气理肠，化浊解毒。方药：陈皮、白术、芍药、防风、柴胡、木香、藿香、白豆蔻。加减：便中伴有脓血者，加凤尾草、败酱草、黄连清热排脓；排便不畅，矢气频繁者，加枳实、槟榔理气导滞；大便夹不消化食物者，加神曲、麦芽消食导滞；胸胁胀痛者，加青皮、香附疏肝理气；夹有黄白色黏液者，加黄连清肠燥湿。

（3）浊毒瘀阻：腹痛腹泻，脓血便，便紫暗或黑，腹内包块，压痛明显，痛处不移，舌质紫暗或有瘀点、瘀斑，苔黄，脉弦细。治则：活血理肠，化浊解毒。方药：蒲公英、黄连、虎杖、红藤、白豆蔻、薏苡仁、当归、红花、三七粉。加减：身热甚者，加葛根、金银花、连翘解毒退热；出血多者加血余炭止血；便血鲜红者，加牡丹皮、旱莲草凉血行瘀。

2. 缓解期

（1）浊毒伤阴：腹痛隐隐，脓血便减少，仍有腹泻，伴五心烦热，头晕眼花，午后发热，盗汗，舌红苔少或花剥，脉弦细。治则：滋阴理肠，化浊解毒。方药：白豆蔻、飞扬草、黄连、乌梅、五味子、石斛、女贞子。加减：大便伴脓血者，加槐花、地榆清热凉血解毒；腹痛甚者，加徐长卿、红藤祛湿止痛；倦怠乏力者，加党参、茯苓、炒扁豆健脾化浊；久泻反复发作者，可加石榴皮、山茱萸、芡实健脾止泻；阴虚有郁热者，加黄芩、蒲公英、石见穿等清热解毒。

（2）浊毒损阳：黎明之前肠鸣腹痛腹泻，泻后则安，大便为黏液血样，遇寒即发，形寒肢冷，口淡，纳少，喜热饮，腰酸乏力，面色苍白，舌淡苔白，脉沉细无力。治则：温阳理气，化浊解毒。方药：肉豆蔻、补骨脂、五味子、吴茱萸、黄连、半枝莲、木香。加减：腹中痛甚者加砂仁、高良姜温中止痛；形寒肢冷者加巴戟天、肉桂、炮姜补肾助阳；小便频数者加乌药、益智仁、山药补肾缩尿。

（3）脾虚浊毒：素有脾胃虚弱或久病浊毒伤脾致腹泻、便溏，有黏液或少量脓血，腹部隐痛喜按，腹胀肠鸣，或伴纳差食少、肢体倦怠、面色萎黄。舌质淡胖或有齿痕，苔薄白，脉细弱或濡缓。治则：健脾益气，渗湿化浊。方药：茯苓、白术、山药、白扁豆、砂仁、薏苡仁、芡实。加减：便脓血黏液者加地榆、仙鹤草、槐花清热凉血；大便白冻、黏液较多者，加苍术健脾燥湿；腹痛较甚者，加延胡索、乌药、枳实理气止痛；久泻气陷者，加黄芪、升麻、柴胡升阳举陷；脾虚兼气滞者，宜佐以佛手、白梅花、橘皮理气而不耗气之品。

（三）对立统一平衡

溃疡性结肠炎病机复杂，存在多个矛盾对立点，如虚实同在、寒热并存、清浊相对以及浊毒与阴伤、气虚与气滞、出血与血瘀等。溃疡性结肠炎病程长，证型复杂，多有虚实夹杂、正虚邪实之证，唯有补虚泻实，补泻兼施，使其祛邪不伤正，补虚不留邪，才可切中病机。临床表现不是单独的寒证、热证，而多为寒热错杂之证。急性期以清法为主，少佐温药，缓解期掌握寒热之病机比例，寒热不偏，清温同用，各发其效，恢复脏腑的通灵属性。溃疡性结肠炎患者清阳不升，盘踞于下，可见泄泻；浊阴不降，损膜伤络，则可见腹痛、腹胀、黏液脓血便等。因此治疗上要顺应脾胃之升降属性，同时借助肝肺升降的助力，使清浊对立双方回归正位，统一于升降，升降相因，出入有序，协调统一，则清浊必居正位。浊毒内蕴日久，可耗伤阴液，临床上可见浊毒与阴伤并见之证。化浊之药多为辛温苦燥之品，可耗伤阴液，滋阴药物性质滋腻，又可助长湿浊内生。化浊与养阴存在对立矛盾，治疗上要刚柔相济，化浊与养阴并用，兼顾统一。以化浊为主，养阴为辅，同时刚柔相济，配伍恰当，比例适宜，不相助长，祛邪为妙。溃疡性结肠炎以脾虚为本，然虚中必有滞，气虚无力推动，而成气滞，因此补气的同时，要谨防补益太过，壅滞气机，要补气与行气同用，补运结合；另行气不能过于走窜、辛燥，以防耗气伤正。临床应统筹两者的矛盾，使之协调平衡。溃疡性结肠炎以脓血便为典型临床表现，所谓出血必有留瘀，瘀血不除，出血不止，新血不生，所以治疗上不能单纯地止血，要配以活血化瘀，使血归常道，出血自止。李教授基于对立统一思想，治疗上补泻兼用、清温共施、升降相宜、刚柔并济、补行结合、通留统一，维持矛盾对立双方的平衡统一，取得了最佳的治疗效果。

（四）注重调气和血

李教授在辨证论治的同时，注意气血同调。正所谓"行血则便脓自愈，调气则后重自除"。调气之品常选用木香、香附、佛手、姜黄、郁金、香橼、砂仁、柴胡、大腹皮之类。初发、暴发下血量多者，宜止血为先，兼顾活血。复发、缓发下血量少者，须活血为先，兼顾止血。止血法可分为凉血止血、温经止血、活血止血之法。药物常选用当归、白芍、丹参、鸡血藤、三七粉等。偏血热者入地榆炭、侧柏叶、槐花、牡丹皮炭、紫草等，偏血虚者配伍党参、阿胶、山茱萸等，偏湿热者选用白茅根、白头翁、秦皮等，便血不止者配儿茶、青黛、白及、仙鹤草等。辨证分治，配伍应用，气血调和，而诸症向愈。

（五）扶正祛邪并重

溃疡性结肠炎缓解期虽脓血便已除，邪势渐去，但其病机仍以浊毒滞留、虚实夹杂为特点，有别于单纯的阴虚证或阳虚证。《景岳全书》曰："凡人之气血，犹源泉也，盛则流畅，少则壅滞，故气血不虚则不滞，虚则无有不滞者。倘于此证，不知培气血，而但知行滞通经，则愈行愈虚，鲜不殆矣。"因此在治疗上若单纯补益，则积滞不去，一味通导，又伤正气，故应虚实兼顾，扶正祛邪。中焦气虚，阳气不振者，应温养阳气；阴液亏虚者，应养阴清肠；久痢滑脱者，可佐固脱治疗。应注意在扶正的同时配合清化活血、疏泄导滞，不能一味使用温补收拖之品，尤其慎用涩肠止泻之品，以防闭门留寇，加重病情。

（六）整体局部结合

李教授治疗本病在强调内治法的同时，十分重视外治法的合理应用，内外兼治，疗效显著。外治法中，中药保留灌肠最为有效，尤其适用于活动期患者。灌肠药物可直接作用于病所，局部浓度高，促进炎症吸收和溃疡愈合，还可避免或减少消化液和消化酶对药物作用的影响和破坏，并有明显的抑菌、杀菌作用。李教授常选用苦参、白头翁、蒲公英、黄柏、地榆、儿茶等，对便血多者可加用云南白药、锡类散、珍珠层粉、仙鹤草等止血药；大便次数多者，可加用五倍子、石榴皮等；黏液多者，可加用白术、茯苓、薏苡仁、清半夏等。

（七）兼顾调护脾胃

脾胃为后天之本，气血生化之源，脾胃康健，则人体气血充足、畅通，脾胃亏虚，则百病丛生。"人以胃气为本，而治痢尤要"，溃疡性结肠炎的治疗中尤其要注意固护脾胃，这是因为溃疡性结肠炎初期阶段为浊毒证、湿热证，长期大量使用苦寒药物有伤脾胃，脾胃损伤会延缓或加重病情，导致疾病缠绵难愈。临床在应用苦寒药物的同时，适当加入温通理气之品，如肉桂、木香等，以起到运脾化湿、祛邪不伤正的效果。顾护脾胃应贯穿于溃疡性结肠炎治疗的整个过程中。

（八）耳穴贴压

《灵枢·邪气脏腑病形》言："十二经脉，三百六十五络，其血气皆上于面而走空窍……其别气走于耳而为听。"所以人体的五脏、六腑、四肢百骸在耳郭上都有其相应的敏感点（耳穴）。耳穴作为气血通过经络输注于体表的部位，其与病变脏器之间存在错综复杂的相互作用。李教授临床治疗溃疡性结肠炎，在辨证用药的同时，还采用王不留行籽耳压脾、大肠、内分泌、交感、皮质下、肝等穴位，通过刺激耳部穴位，起到调畅气机、健运脾胃、化浊解毒的作用。对年老体弱者，或病程长久者手法宜轻，另外贴敷时间2～3日，不可时间过长，以免引起皮肤感染。

（九）微观辨证论治

李教授衷中参西，坚持宏观辨证与微观辨证相结合，以宏观辨证为主，同时又结合微观检测指标，肠镜征象及肠黏膜显微组织病理的辨证规律，形成中西医结合诊疗本病的特色。若镜下见肠黏膜水肿明显，有白稀、絮状黏液，伴结肠袋变浅，多为脾虚湿盛，常选用白术、茯苓、芡实等以健脾止泻；若镜下黏膜充血、糜烂、溃疡，多为浊毒壅盛，正邪交争，热盛血炽，肠络受损，而致疮疡化生，常选用败酱草、蒲公英、白头翁、黄连、黄柏等以清热化浊解毒；若镜下见出血点多，甚或出血不止，常加用白及、地榆炭、仙鹤草等以收敛止血；若镜下黏膜血管增粗，颜色紫暗，肠管狭窄者，多为浊毒瘀阻，气血壅滞，常选用三七粉、当归、桃仁、川芎等以活血化瘀。若病理显示异型增生者，常加用全蝎、蜈蚣等虫类药物以毒攻毒，或加用白花蛇舌草、冬凌草、半枝莲等药理研究具有抗癌作用的药物。

四、验案精选

（一）湿热内蕴，气滞血瘀案

郑某，女，52岁。2020年12月17日初诊。

主诉：间断性腹泻、黏液脓血便4个月余。

现病史：患者2020年8月无明显诱因出现腹泻、黏液脓血便，2020年9月于河北省中医院行电子结肠镜检查示溃疡性结肠炎，后服用药物治疗（具体用药不详），症状时重时轻。现患者为求中药治疗来诊。刻下见腹泻，便黏液脓血，每日 3 次，腹胀痛，里急后重，泻后痛减，便时肛门有灼热感，头晕，心烦，食少纳差，入睡困难，多梦。舌紫暗，苔薄黄，脉沉细濡。既往否认其他慢性病史。

西医诊断：溃疡性结肠炎。

中医诊断：泄泻。

中医辨证：湿热内蕴，气滞血瘀证。

治法：清热解毒，理气化瘀。

处方：百合 12g，乌药 12g，当归 9g，川芎 9g，白芍 30g，麸炒白术 6g，白花蛇舌草 15g，半枝莲 15g，黄连 12g，茵陈 15g，苦参 12g，鸡骨草 15g，藿香 12g，大腹皮 15g，白头翁 15g，秦皮 15g，木香 9g，葛根 15g，黄芩 12g，扁豆 15g，茯苓 15g，石榴皮 15g。中药 14 剂，每日 1 剂，早晚分服，早饭前半小时，晚睡前 1 小时，200mL 开水冲服。

二诊（2020 年 12 月 31 日）：患者自述服药期间，大便由每日 3 次减少到 2 次，脓血黏液明显减少，腹胀痛有所缓解，余症如前。舌暗红，苔薄黄，脉弦细滑。李教授根据患者现有症状，调方如下：紫苏梗 15g，柴胡 15g，香附 15g，青皮 15g，百合 12g，乌药 12g，当归 9g，川芎 9g，白芍 30g，麸炒白术 6g，茵陈 12g，黄连 12g，白头翁 12g，青皮 12g，木香 9g，葛根 15g，扁豆 15g，茯苓 15g，藿香 12g，大腹皮 15g。

三诊（2021 年 1 月 11 日）：患者自述大便每日 1～2 次，黏液脓血便明显减少，腹胀痛明显减轻。舌红，苔薄黄，脉弦细。李教授根据患者现有症状，调方如下：枳实 15g，厚朴 15g，半夏 15g，百合 12g，乌药 12g，当归 9g，川芎 9g，白芍 30g，麸炒白术 6g，三七 2g，香附 12g，紫苏梗 12g，茵陈 12g，黄连 12g，白头翁 12g，青皮 12g，木香 9g，葛根 15g，扁豆 15g，茯苓 15g，藿香 12g，大腹皮 15g。

四诊（2021 年 6 月 16 日）：患者大便每日 1～2 次，成形，质软，黏液脓血便明显减少，纳可，寐差，舌红，苔薄黄，脉弦细，患者感觉良好，目前病情平稳，其余无明显不适。李教授根据患者现有症状，调方如下：百合 12g，乌药 12g，当归 9g，川芎 9g，白芍 30g，麸炒白术 6g，白花蛇舌草 15g，半枝莲 15g，黄连 12g，茵陈 15g，苦参 12g，鸡骨草 15g，三七 2g，藿香 12g，木香 9g，白头翁 12g，葛根 15g，秦皮 12g，扁豆 15g，茯苓 15g，合欢花 15g，刺五加 15g。随访 1 个月症状未见加重。

按： 溃疡性结肠炎是一种以黏液性血便、腹部疼痛、腹泻为主要临床表现的慢性复发性疾病，主要特征为直肠及结肠的浅表黏膜层溃疡，可伴有关节、皮肤、眼部、肝胆等部位不同程度的损害，随着病情的进展，甚至有癌变可能。溃疡性结肠炎的病因和发病机制至今尚未完全明确，通常认为与遗传、饮食、免疫等因素有关。溃疡性结肠炎发病基础为气血虚弱、先天不足或后天失养，发病诱因为外邪侵袭、五志失调、摄食失宜等，致使五脏正气不足，阴阳失衡，气血流通不畅，壅滞肠腑，进一步使大肠传导失司，血不归经，离经之血溢于外，脂膜血络受损而发病。中医根据本病的症状将其归入"腹痛""泄泻"等范畴，认为其病机多为外感时邪、饮食不节、情志失调、阳气素虚等。

本患者因工作压力大及饮食不规律，日久则肝气郁结，气机不畅，胃气不行，脾亦不运，水湿内生，困阻于脾，湿久成浊，化热蕴毒，浊毒内蕴，五脏受累，故而发病。方中黄芩，《本草经疏》谓："其性清肃，所以除邪，味苦所以燥湿；阴寒所以胜热，故主诸热；诸热者，邪热与湿热也。"《本草衍义》曰："黄连大苦大寒……能泄降一切有余之湿火。"现代药理研究表明，黄连、白头翁等清热解毒药物有抗炎、抗病原微生物等作用，能促进溃疡面愈合。二诊时，症状稍有缓解，将养肝和胃等药物替换为紫苏梗、柴胡、香附、青皮疏肝理气。三诊时，患者黏液脓血便明显减少，腹胀痛明显减轻，根据舌脉调整处方，加枳实、厚朴、半夏理气化滞，香附、紫苏梗疏肝理气。四诊在前方基础上，选用解毒抗炎类药物，加入刺五加、合欢花增加补益作用。经 1 个月随访，未见病情反复，疗效满意。

中医治疗溃疡性结肠炎从整体出发，立足于本病病机特点，以清法、和法、补法为主，辨证施治，从清热利湿、疏肝理脾、平调寒热、益气健脾、温补脾肾等立方，通过多途径、多靶点的综合作用调节肠道菌群、抑制炎症反应、增强免疫、改善血液高凝状态、稳定肠黏膜屏障功能、调节机体微循环，有效缓解 UC 症状、促进肠道黏膜恢复并减少复发。

《类证治裁·痢症》言："症由胃腑湿蒸热壅，致气血凝结，夹糟粕积滞，进入大小腑，倾刮脂液，化脓血下注。"患者初期湿热内生，浊毒内蕴，壅滞腑气，则成下痢赤白，舌苔黄腻，脉弦滑，为浊毒壅盛之象，治宜化浊解毒，刘河间提出的"调气则后重自除，行血则便脓自愈"，并配以调气和血之法。方中黄连味苦性寒，入大肠经，功擅化浊解毒，但黄连化浊解毒力单势薄，加白花蛇舌草、半枝莲、半边莲、茵陈加强化浊解毒之效，以除致病之因；用芍药养血和营、缓急止痛，配以当归养血活血，体现了"行血则便脓自愈"之义，且可兼顾浊毒之邪熏灼肠络，伤耗阴血之虑；木香行气导滞，"调气则后重自除"，三药相配，调和气血，患者大便中黏液脓血消失，浊毒渐去；加茯苓、白术健脾益气，既可以辅助正气，也可通过健脾之效以促进浊毒残余之邪排出体外。经治疗患者症状消失，坚持口服健脾益气、化浊解毒之品半年余以巩固疗效，未再复发。

（胡贺整理）

（二）脾胃气虚案

李某，男，26 岁。2020 年 3 月 2 日初诊。

主诉：腹泻、黏液脓血便 1 年，加重 1 个月余。

现病史：患者 2019 年 3 月无明显诱因出现腹泻、黏液脓血便，2019 年 4 月于河北省人民医院行电子结肠镜检查示溃疡性结肠炎，后接受灌肠、氨基水杨酸制剂及中药治疗（具体用药不详），症状时重时轻。患者 1 个月前症状加重，现为求中药治疗来诊。刻下见便黏液脓血，每日 5～6 次，便前后小腹胀痛，里急后重，便时肛门有下坠感，伴有隐痛，时有嗳气伴反酸、烧心，剑突下按之钝痛，无发热，纳寐可。舌质暗红，苔薄黄，脉弦细滑。既往否认其他慢性病史。

西医诊断：溃疡性结肠炎。

中医诊断：泄泻。

中医辨证：脾胃气虚证。

治法：化浊解毒，益气健脾。

处方：百合 12g，乌药 12g，当归 9g，川芎 9g，白芍 30g，麸炒白术 6g，三七 2g，茵陈 12g，黄连 15g，白头翁 15g，秦皮 15g，木香 9g，葛根 15g，海螵蛸 20g，白花蛇舌草 15g。中药 7 剂，每日 1 剂，早晚分服，早饭前半小时，晚睡前 1 小时，200mL 开水冲服。

二诊（2020 年 3 月 12 日）：患者自述服药期间，大便由每日 5～6 次减少到 3～4 次，脓血黏液明显减少，便前后小腹胀痛减轻，便时肛门下坠感缓解，偶有反酸、烧心，无发热，纳寐可。舌质暗红，苔薄黄，脉弦细滑。李教授根据患者现有症状，调方如下：白花蛇舌草 15g，半枝莲 15g，黄连 15g，茵陈 15g，苦参 12g，鸡骨草 15g，当归 15g，白芍 20g，茯苓 15g，白头翁 9g，地榆 15g，半夏 9g，木香 9g，葛根 15g，海螵蛸 20g，秦皮 15g。

三诊（2020 年 3 月 19 日）：患者自述大便每日 1～2 次，便中黏液脓血不见，烧心反酸好转，饭后偶有胃胀，其余症状有所好转，纳寐可。舌质红，苔薄黄，脉弦滑。李教授根据患者现有症状，调方如下：五灵脂 15g，延胡索 15g，白芷 15g，砂仁 9g，百合 12g，乌药 12g，当归 9g，川芎 9g，白芍 30g，麸炒白术 6g，三七 2g，茵陈 12g，黄连 12g，海螵蛸 20g，瓦楞子 20g，厚朴 12g，枳实 12g，半夏 9g，茯苓 15g，炒莱菔子 15g。随访 2 个月未见复发。

按：慢性溃疡性结肠炎患者具有腹痛、腹泻、便血、里急后重等表现，属于中医久泻、久痢范畴。患者饮食不节，损伤脾胃，脾虚失于运化，日久浊毒内蕴，以致升降失调，清浊不分，水谷杂下而发生泄泻。浊毒黏滞不易速去，造成反复发作，脾气日虚，中气下陷，形成恶性循环，经久不愈。方中黄连苦寒，清热燥湿解毒为君。《神农本草经》谓黄连"味苦，寒。主……肠澼，腹痛，下痢"，《名医别录》谓黄连"微寒，无毒。主治五脏冷热，久下泄澼、脓血……调胃，厚肠，益胆"。秦皮味苦性涩，善治"下焦虚热而利者"。地榆清肠道热毒，凉血止血，清热解毒。《本草纲目》谓："地榆，除下焦热，治大小便血证。"两者皆治疗痢疾常用之药，共为臣药；葛根泄热升阳；茯苓、白术健脾渗湿；砂仁温中和胃，广木香行气消滞；茵陈、黄连清热利湿；三七粉活血止血；乌药止痛，可防止结肠溃疡面出血，保护溃疡面，共为佐药。二诊时，症状有所缓解，去解毒抗炎药物，加入海螵蛸等清胃制酸药。三诊时，患者仍有烧心、反酸症状，并且胃部胀满，根据舌苔脉象，加入五灵脂、延胡索、白芷、砂仁活血行气，茵陈、黄连、海螵蛸解毒制酸。在调治疾病的同时，更应该注意日常防护，防止疾病复发或加重，故李佃贵教授提出"三季论"，嘱患者注意季节变化。因为 UC 发病与季节变化相关，且浊毒之邪侵犯人体多在惊蛰、大暑、寒露这三个节气发生，因此要掌握发病时间节点，提前预防疾病的发生，从而防患于未然。另外平时饮食应以清淡、高热量低脂肪、容易消化且松软的食物为主，少吃或不吃生冷油腻、辛辣刺激的食物，避免刺激胃肠，导致疾病复发。日常生活中，患者要保持心情舒畅，避免情绪激动、过度劳累，将调治和养护结为一体，从而达到降低溃疡性结肠炎的复发率、提高治愈率以及提升患者生活指数的目的。

国医大师李佃贵认为本病病位在大肠，与脾胃相关；主要由于情志、饮食、劳倦等原因诱发，初病多实，久病多虚或虚实夹杂，该病病机多为脾胃虚弱日久，运化失司，水湿困阻，阻滞气机，郁而成浊，日久成毒，进而浊毒侵袭肠腑，损伤肠道脂膜血络，终而发病出现脓血。本病源于脾胃本虚，浊瘀毒标是其病机的关键。本方中白术醒脾益气，白头翁、黄连、葛根、茵陈、白花蛇舌草长于荡涤胃肠湿热，凉血止痢，使浊毒之邪速去，胃肠复安；当归、白芍、三七粉共奏活血养血、敛疮护膜之效；木香善走气分，调气则后重自除；秦皮、海螵蛸皆具收涩之性，安肠络而止泻痢。诸药合用，共奏化浊解毒、和胃安肠之功。

溃疡性结肠炎的发病根本是脾胃气虚，因此临床治法为健脾益气。黄芪作为传统补益药之一，为豆科多年生草本植物蒙古黄芪的根，性甘，味温，归肺、脾经，具有补脾升阳、益肺固表、利尿消肿、托毒生肌等功效。现代研究药理表明其主要成分有黄芪多糖、甲苷 IV、生物碱、黄酮类、氨基酸等多种药效成分。这些成分是黄芪发挥药理作用的物质基础。黄芪的药理作用最主要集中在免疫系统、内分泌系统、神经系统、心血管系统等，因此对于中气下陷、脾胃气虚的患者，使用黄芪既有其中医疗效，也有其西医药理作用。

患者在生活上，要注意生活调摄，劳逸结合，防止外感。重症者应卧床休息，轻症者应保证充分睡眠，可适当进行散步、太极拳等活动，避免感冒，防止肠道急性感染；注意心理护理，西医认为溃疡性结肠炎与精神心理因素密切相关。《脾胃论·安养心神调治脾胃论》曰："凡怒忿、悲思、恐惧，皆损元气。夫阴火之炽盛，由心生凝滞，七情不安故也。"人身元气滋生于脾胃，气为精神之根蒂，积气可以成精，积精可以全神，故脾胃元气是人生命的基础，因此李东垣十分重视脾胃，其养生之学也一再强调调养脾胃。疾病产生的部分原因来源于生活习惯、情志过激，所以，具体养生之法如节饮食、少欲念、省言语、慎寒暄、少劳役等都是从护养脾胃元气出发的。

（胡贺整理）

（三）浊毒内蕴，气滞肠腑案一

许某，女，33岁。2017年2月23日。

主诉：间断性腹泻、黏液脓血便1年，加重1个月余。

现病史：患者2016年1月无明显诱因出现腹泻、黏液脓血便，2016年12月于当地医院诊断为溃疡性结肠炎，后服用美沙拉秦等药物治疗（具体用药不详），症状时重时轻。患者1个月前因受凉后症状加重，现患者为求中药治疗来诊。刻下见腹胀痛，大便溏泻，便黏液脓血，每日3～4次，精神欠佳，面色萎黄，纳差，寐差，乏力。舌质紫暗，苔黄腻，脉滑数。既往否认其他慢性病史。

西医诊断：溃疡性结肠炎。

中医诊断：泄泻。

中医辨证：浊毒内蕴，气滞肠腑证。

治法：化浊解毒，调气行血。

处方：白头翁15g，秦皮15g，藿香15g，黄芩15g，葛根15g，苦参12g，地榆12g，槟榔12g，黄连9g，当归9g，广木香9g，薏苡仁20g，白芍 30g，酒大黄 3g。中药 14 剂，每日 1 剂，早晚分服，早饭前半小时，晚睡前 1 小时，200mL 开水冲服。

二诊（2017 年 4 月 17 日）：患者自述服药期间，大便由每日 3～4 次减少到 2～3 次，脓血黏液明显减少，大便成形，腹胀痛有所缓解，余症如前。舌质紫暗，苔黄腻，脉弦滑。李教授根据患者现有症状，调整处方：百合 12g，乌药 12g，当归 9g，川芎 9g，白芍 30g，麸炒白术 6g，三七 2g，白花蛇舌草 15g，半枝莲 15g，黄连 15g，茵陈 15g，苦参 12g，鸡骨草 15g，木香 9g，白头翁 15g，白及 12g，诃子 12g，血余炭 12g，藿香 12g，仙鹤草 12g，地榆 12g，葛根 12g，石榴皮 12g。

三诊（2017 年 6 月 1 日）：患者自述大便为每日 1～2 次，脓血黏液便仍见，但已经明显减少，大便成形，腹胀痛明显减轻，自觉有气在腹部窜动。舌质暗紫，苔薄黄，边有齿痕，脉弦涩。李教授根据患者现有症状，调整处方：枳实 15g，厚朴 15g，半夏 12g，百合 12g，乌药 12g，当归 9g，川芎 9g，白芍 30g，麸炒白术 6g，三七 2g，丹参 15g，牡丹皮 12g，白芷 12g，水蛭 9g，桃仁 12g，三棱 12g，莪术 12g，赤芍 12g，木香 9g，马齿苋 12g，白头翁 15g，地榆 12g，葛根 12g，石榴皮 12g。随访 2 个月症状好转，未有加重。

按：《医方考》曰："泻责之脾，痛责之肝；肝责之实，脾责之虚，脾虚肝实，故令痛泻。"脾失渐运，肝失条达为泄泻病机。《医方集解》曰："久泄皆由命门火衰，不能专责脾胃。"泄泻多由脾胃虚弱而来，临床上泄泻日久的患者，往往病情迁延反复，会进一步加重脾虚，脾虚日久，累及肾阳，脾肾阳虚也为泄泻病机。

患者由于饮食失节，情志不畅，致使脾胃升降失司，湿浊内阻，久而化生浊毒。浊毒内蕴，阻碍气机，水谷不化，清浊不分，故大便溏泄，阻碍血脉故舌紫，而肠道内呈溃疡改变。湿热下注，故肛门灼热，大便带有黏液脓血。浊毒循道上蒸，故舌苔黄腻。方中藿香，味辛，性微温，归脾、胃、肺经，具有醒脾和胃、开胃进食、和中止呕、解暑祛湿的功能，为芳香化浊要药。黄连大苦大寒，为除湿热之佳品，长于清胃肠之湿热，可泻火解毒、清胃止呕、解渴除烦、消痞除满,《别录》谓其能"调胃厚肠";白头翁、秦皮均味苦,性寒,归大肠经,具有清热解毒、凉血止痢之功。三药相伍使用能很好地祛除湿热浊毒之邪,使诸症较快缓解,并使损伤的肠黏膜逐渐得到修复。白芍活血、养血止痛,诸药合用,共奏化浊解毒和胃之功。二诊时,大便次数减少,脓血黏液明显减少,根据舌脉调整处方。方中百合、乌药、当归、川芎、白芍、麸炒白术、三七用以养肝和胃,白花蛇舌草、半枝莲、黄连、茵陈、苦参、鸡骨草用以解毒抗炎,葛根升阳止泻,石榴皮涩肠止泻,木香调中导滞、白头翁、白及、诃子、血余炭清热解毒、凉血止痢,藿香芳香化浊,仙鹤草、地榆收敛止血。患者三诊时,大便明显成形,腹胀痛明显减轻,自觉有气在腹部窜动,李教授根据其舌脉变化,在前方进行变动,加入枳实、厚朴、半夏理气燥湿,丹参、牡丹皮化瘀活血,白芷、马齿苋抗菌消炎,水蛭、桃仁、三棱、莪术、赤芍破血行气止痛。

溃疡性结肠炎是一种原因不明的慢性非特异性炎症性肠病。以大便次数增多、腹痛、里急后重、利下黏液脓血为主症。病情的轻重不一,病程较长,常反复发作,难以治愈。溃疡性结肠炎以本虚标实为根本病机,脾虚失运为发病之本,湿热、热毒为致病之标,日久则夹瘀,脾肾双亏。《类证治裁·痢症》认为"症由胃腑湿蒸热壅,致气血凝结,夹糟粕积滞,进入大小腑,倾刮脂液,化脓血下注"。治疗上当根据其本虚标实的根本病机,在急性期采取"急则治其标"的原则,首先运用具有止泻、止痛作用的方药缓解症状,当症状基本缓解后,根据"缓则治其本"的原则,针对脾肾亏虚的根本原因,采取益气健脾、培元固本的方法,达到最佳的治疗效果。疾病初起,湿浊为患,脾为湿困,清浊不分,混杂而下,初为泄泻,久则为痢。从热化者,湿热交蒸,留于肠间,热邪与气血相搏,致使肠道传导失司,气行受阻,血运不畅,气血邪毒壅滞于肠道脂膜,日久脂络受伤,血败肉腐成脓,而见下利赤白脓血、腹痛、里急后重之症,可见湿热为发病之标。且脾运湿又恶湿,湿困日久损及脾气,致清阳不升而下陷。久泻致脾更虚,水谷精微运化不及,后天失养而无以养先天,病久及肾,故见脾肾两虚之证。且脾肾俱病,气血乏源,气行无力,则生瘀血。或因有形之病理产物内生,影响血运，因而生瘀，无以荣养肠间，故致脂络受伤，血败肉腐成疡，发为赤白痢。故 UC 之发病，责之于脾虚湿热，脾虚既为本病之根本，又贯穿疾病之始终。而湿热之邪，或见于发病之初，或因热化所得，均与脾虚密切相关。二者相互影响，互为因果，决定本病之转归预后。故临证决策，当首辨标本虚实，实则治其标，虚则治其本，治标不忘培本，固本兼顾去标。

（胡贺整理）

（四）湿热中阻，浊毒内蕴案

李某，女，56 岁。2021 年 3 月 25 日初诊。

主诉：腹痛、腹泻伴黏液脓血便 3 年余，加重 5 天就诊。

现病史：患者 2017 年 7 月因饮食不洁出现黏液脓血便，伴腹痛，于 2017 年 8 月就诊于河北省中医院行电子结肠镜检查示溃疡性结肠炎，予美沙拉秦口服治疗，症状好转。后症状反复发作，未持续规律治疗。患者 5 天前因饮食不节再次出现上述症状，今为求中医治疗来就诊。刻下见黏液脓血便，每日 5～6 次，伴腹痛腹胀，肠鸣，胃脘胀痛，反酸烧心，口干口苦，恶心欲呕，食欲不佳，寐差，小便黄。舌红，苔黄厚腻，脉沉弦滑。既往否认其他慢性病史。

西医诊断：溃疡性结肠炎。

中医诊断：久痢。

中医辨证：湿热中阻，浊毒内蕴证。

治法：化浊解毒，清热利湿。

处方：白头翁 12g，秦皮 12g，地榆 15g，茵陈 20g，黄连 9g，苦参 12g，黄芩 12g，百合 12g，乌药 9g，当归 15g，川芎 9g，党参 15g，三七粉 3g，半枝莲 12g，白花蛇舌草 12g，炒薏苡仁 30g，白术 12g，藿香 12g，佩兰 12g，葛根 15g，白芍 9g，茯苓 15g，木香 9g，香附 12g。14 剂，水煎服，每日 1 剂，早晚分服，每次 200mL。嘱疏情志，节饮食，不适随诊。

二诊（2021 年 4 月 12 日）：患者诉大便黏液脓血明显减少，每日 3～4 次，腹痛腹胀减轻，偶有肠鸣，胃脘胀痛、反酸烧心、口干口苦缓解，仍有恶心，纳可，寐差，小便可。舌红，苔黄腻，脉弦滑。李教授根据患者现有症状，在一诊方基础上加清半夏 12g，党参改为 20g，继服 14 剂，水煎服，每日 1 剂。余医嘱同上。

三诊（2021 年 5 月 20 日）：患者自述大便黏液脓血减少，每日 2～3次，腹痛腹胀减轻，肠鸣减少，无胃脘胀痛，无反酸烧心，无口干口苦，恶心感明显减轻，纳可，寐一般，小便可。舌淡红，苔薄黄腻，脉弦滑。李教授根据患者现有症状，在二诊方的基础上去白头翁、苦参、黄芩、清半夏，茵陈改为 12g，加远志 9g，炒酸枣仁 12g。继服 14 剂，水煎服，每日 1 剂。余医嘱同上。

四诊（2021 年 6 月 10 日）：患者自述大便黏液脓血基本消失，每日 1～2次，轻微腹胀，无腹痛，无肠鸣，无胃脘不适，无反酸烧心，无口干口苦，无恶心呕吐，纳寐可，小便可。舌淡红，苔黄微腻，脉弦滑。李教授根据患者现有症状，在三诊方的基础上去白花蛇舌草、地榆、秦皮、三七粉，加刺五加 15g。继服 21 剂，水煎服，每日 1 剂。余医嘱同上。

此后又在四诊方的基础上加减治疗 2 个月，患者自诉已无明显不适症状。完善电子结肠镜检查，全结肠无明显异常，遂嘱患者停上方，随访 6 个月未见复发。

按：溃疡性结肠炎属于中医久泻、久痢范畴。国医大师李佃贵认为，"浊毒内蕴，壅滞肠间"是 UC 的发病基础，故以化浊解毒作为总治则，并提出调和肝脾、行气活血、清热化湿、升清降浊、调气和营的基本治法。本案例患者以黏液脓血便为主症，病程长，应属"久痢"范畴，伴有腹痛腹胀，肠鸣，胃脘胀痛，反酸呕恶，舌红，苔黄腻，脉弦滑，李教授据此辨其病机为浊毒内蕴。本案中处方由白头翁汤和四君子汤加减而成，方中白头翁性寒，味苦，归大肠经，《本草纲目拾遗》云"白头翁，去肠垢，消积滞"，《伤寒蕴要》言："白头翁，热毒下痢紫血鲜血者宜之。"具有清热解毒、凉血止痢之效。黄连、黄芩大苦大寒，为清热燥湿之佳品，长于清胃肠之湿热，《名医别录》言其能"调胃厚肠"。三药同用可以很好地祛除湿热浊毒之邪，并能使损伤的肠黏膜逐渐得到修复。继而重用茵陈、苦参、秦皮清热解毒止痢，利湿化浊消痛，入肠腑而清肠道内蕴之浊毒，以增黄芩、黄连清热解毒之效。党参、茯苓、白术合用以四君子汤益气扶正来鼓舞全身正气，正气存则邪气可去，亦防祛邪伤正。炒薏苡仁合茯苓利湿止泻以治其标。藿香味辛，性微温，归脾、胃、肺经，功能醒脾开胃、和中止呕、解暑祛湿。佩兰味辛性平，既能表散暑邪，又能宣化湿浊而定痛，两药相伍是化浊解毒之要药。葛根，清风寒，净表邪，解肌热，止烦渴，为泻胃火之妙药也。上述药物意在淡渗以利其湿浊，芳香以消其内浊，健运脾气以治其本，如此则湿邪得化，湿邪去则浊邪不生，清升浊降则病可解。白芍敛营血以止脓血便，又可缓急止痛，柔肝泄木，《药性论》言："治肺邪气，腹中疞痛，血气积聚，通宣脏腑拥气，治邪痛败血。"乌药性温，与百合同用以达止痛之效。当归性温，味辛、甘，甘温可养血以补血分之损，防其传变，辛温可活血以治血分之滞，清瘀滞之毒。川芎性温，活血行气，祛风止痛。三七粉活血止血，消肿止痛，止血不留瘀，活血不伤正，乃伤科要药。上述药物养、活、止三法兼备，共祛败血，养阴血，通畅血分，清化血中瘀脓瘀毒。木香行气导滞，清泻肠腑壅滞之浊毒。香附疏肝解郁，理气宽中。"活血则便脓自愈，行气则后重自除。"上药合用以行气导滞，消积止痢，又可疏肝理气以泻木。地榆解毒祛瘀，一助上述药物清热解毒，二助三七止血化瘀，两善其功。方中半枝莲、白花蛇舌草更有清热解毒之功。诸药合用清热毒，利湿邪，行瘀毒，共奏清热化浊解毒、调和肝脾祛湿之功。患者二诊黏液脓血便大为减轻，腹痛腹胀、肠鸣、胃脘胀痛减轻，仍有恶心欲吐感，故加清半夏15g以止呕吐，增党参之量以益气。患者三诊黏液脓血便减轻，浊毒得化，故减茵陈之量，去白头翁、苦参、黄芩，以防苦寒太过伤及脾胃之生气；恶心欲吐感明显减轻，故去清半夏；睡中易醒，故加远志、酸枣仁养心安神。四诊患者症状基本消失，浊毒之邪几无，故去白花蛇舌草、地榆、秦皮、三七粉，加刺五加15g以补益肝肾，以防分利太过伤及肝肾之气血。诸药合用，邪正兼顾，初以行气活血，清热利湿，化浊解毒治标为重，后以扶助中土治本为重，以图标本兼顾，虚实并治，则浊毒化而气机调。

李教授认为，本病因饮食不节出现脾失健运，胃失和降，脾胃不能运化

93

水谷，水反为湿，谷反为滞，湿浊内生，或从寒化，或从热化，导致寒浊或浊毒阻滞肠道，气血壅滞，化腐成脓，发为此病；多食肥甘厚味，脾胃运化艰难，辛辣、肥甘厚腻之品易生湿生热，腐败不洁食物及酒类当属毒热之品，浊毒下注肠道，热盛肉腐，损伤脂膜血络，痢下脓血，发为此病。

（马伟整理）

（五）肝郁脾虚，浊毒内蕴案

纪某，女，27岁。2019年11月11日初诊。

主诉：腹泻伴黏液脓血便5个月余，加重2天。

现病史：患者2019年6月因劳累出现腹泻，每日4～6次，便时小腹坠胀，大便带黏液脓血，遂就诊于河北省中医院行电子结肠镜检查示溃疡性结肠炎，行中药灌肠治疗，症状好转。患者2天前因情志不舒再次出现左下腹坠胀，大便次数增多，便中带脓血，为求进一步诊疗来就诊。刻下见腹泻，每日2～4次，质稀带黏液脓血，白多赤少，左下腹坠胀，右胁胀痛，胃胀肠鸣，食后加重，嗳气，偶有反酸口苦，神疲乏力，月经期提前，痛经伴有少量血块，纳差，寐可，小便可。舌暗红，苔黄腻，脉弦细滑。既往慢性直肠炎病史。

西医诊断：溃疡性结肠炎。

中医诊断：久痢。

中医辨证：肝郁脾虚，浊毒内蕴证。

治法：化浊解毒，疏肝健脾。

处方：柴胡12g，青皮15g，醋香附12g，当归15g，川芎12g，白芍20g，太子参12g，茯苓15g，白术12g，三七粉3g，茵陈12g，黄连9g，藿香9g，白头翁12g，秦皮12g，广木香9g，葛根12g，地榆12g，仙鹤草12g，黄芩9g，扁豆9g，石榴皮12g。14剂，水煎服，每日1剂，早晚分服，每次200mL，嘱疏情志，节饮食，不适随诊。

二诊（2019年11月28日）：患者腹泻，每日4次，夹黏液脓血，白多赤少，左下腹坠胀，便后稍缓解，右胁胀痛减轻，胃胀怕凉，肠鸣减少，嗳气减轻，反酸口苦减轻，神疲乏力，纳差，寐可，小便可。舌淡红，苔黄腻，脉弦滑。在原方基础上去白头翁、秦皮、地榆、黄芩，加大腹皮12g，炒薏苡仁12g，芡实12g，莲子肉12g。继服21剂，水煎服，每日1剂，余医嘱同上。

三诊（2021年12月30日）：患者大便每日2次，夹少许黏液，无脓血，左下腹坠胀感已无，胃胀减轻，肠鸣已无，胁痛、嗳气已无，无反酸口苦，神疲乏力好转，纳一般，寐可，小便可。舌淡，苔薄黄，脉弦滑。在二诊方基础上去柴胡、青皮、香附、木香，加枳实9g，厚朴9g，清半夏12g。继服10剂，水煎服，每日1剂，余医嘱同上。

此后又在三诊方的基础上加减治疗2个月，患者自诉已无明显不适症状。完善电子结肠镜检查无明显异常，遂嘱患者停上方，随访3个月未见复发。

按：李教授根据本案患者症状辨其病机为"浊毒内蕴，肝郁脾虚"。患者腹泻，每日2～4次，质稀带黏液脓血，白多赤少，左下腹坠胀，故为浊毒内蕴之机。胃胀肠鸣，食后加重，偶有反酸，嗳气，神疲乏力故为肝郁脾虚。李教授认为，此多由于情志不舒，肝木受损，木郁乘土，脾胃虚弱，加之饮食不节，导致湿浊内蕴，阻滞肠腑气机，气郁日久化热，湿之盛化生浊，热之盛化生毒，浊毒互结于肠道而致左下腹坠胀，湿浊下注而致腹泻，肠道肉腐化脓，损伤肠道脂膜血络，终而发病出现脓血，见痢下黏液脓血，然白多赤少，以气分为主。治疗以"化浊解毒，疏肝健脾"为本，方用柴胡疏肝散合参苓白术散加减。方中柴胡行气疏肝，以疏利三焦浊毒，《神农本草经》言："（柴胡）主心腹，去肠胃中结气，饮食积聚，寒热邪气，推陈致新。"青皮，辛苦酸，疏肝破气，消积化滞，《医学启源》曰："足厥阴、少阳之分有病则用之一也，破坚癖二也，散滞气三也，去下焦诸湿四也。"香附，行气解郁，理气宽中，疏肝气以理脾气；木香行气导滞止痢，《日华子本草》曰："治心腹一切气，止泻，霍乱，痢疾，安胎，健脾消食，配黄连则为香连丸，专主泻痢。"清泻肠腑壅滞之浊毒。诸行气之药合用，疏肝胆之郁气，行脾胃之滞气，如刘完素所言："调气则后重自除。"肠中气分疏利，下痢之白可除。太子参益气养阴,补其阳气促其气化。炒白术健脾益气,健运脾气以升清。茯苓淡渗,健运脾气,利其湿邪,湿邪化则浊不生。藿香,辛温,有芳香燥湿化浊之功效,《本草经解》曰:"藿香气微温……入手太阴肺经、足太阴脾经……风气通肝,温可散风,湿毒归脾,甘可解毒也。"白头翁,清热解毒,凉血止痢;秦皮清热泻火解毒,燥湿收涩止痢。二者相伍,直入肠中,清泄肠中热毒,兼以燥化湿邪浊毒,如此则湿热浊毒可去,此为李教授常用清热燥湿解毒法以解浊毒的常用药对。地榆,苦酸寒,可凉血止血,解毒敛疮,苦寒以化毒,酸涩以止泻痢,两善其功。仙鹤草性温,味苦、涩,功善解毒止痢而补虚涩敛,有"大力草"之称,能够治疗正虚下痢。黄连清热泻火,燥湿止痢,长于清胃肠之湿热;茵陈味苦、辛,性微寒,有清热利湿之效,两者相伍,清热毒、利浊邪。白芍重用敛营血以止脓血便,又可缓急止痛;当归养血活血以复久痢所损之血,行血分之滞以防治脓血痢之源,二者合用畅肠中血分,则下痢赤血可除,合刘完素所言:"行血则便脓自愈。"全方共奏化浊解毒、健脾理气之功效,虚实兼顾,标本并治。二诊患者大便次数增多,胃凉怕冷,故去性凉之白头翁、秦皮、黄芩、地榆,加健脾止泻之芡实、莲子肉、炒薏苡仁,下气利水之大腹皮。患者三诊时腹泻、坠痛、嗳气皆减,为浊毒已化、肝气得疏之象,故去柴胡、青皮、香附、木香,加入脾胃经之枳实、厚朴、清半夏以降气除满,通中焦气运。此患者乃本虚标实,初发治其标,故重用苦寒清热毒,芳香淡渗利湿浊,辛苦疏畅气机,辅以补气健脾之药,其后浊毒化、气机行,故去大苦大寒之品,主以健脾助运。

"人以胃气为本,而治痢尤要。"活动期大量运用苦寒药物,虽善清溃疡性结肠炎之标,但过用苦寒有碍脾胃健运,长时间大剂量使用,有损伤胃气之弊,且有凉伏热毒及化燥伤阴之弊,《丹溪治法心要》曰:"治血不可纯用寒凉药,当寒因热用,必于寒凉药中用辛味升温之药。"因此临证应适量运用苦寒药物,并适当加入温通理气之品,以达到运脾化湿、祛邪不伤正的效果。

(马伟整理)

（六）血热妄行，浊毒内蕴案

郭某，女，33岁。2021年5月17日初诊。

主诉：腹泻伴黏液便5个月余。

现病史：患者2021年1月无明显诱因出现腹泻，每日2～4次，大便成形，夹黏液脓血，遂就诊于葫芦岛市中心医院行电子结肠镜检查示溃疡性结肠炎，间断中药汤剂口服治疗，症状控制不佳。今为求进一步中西医结合系统诊治，遂来就诊。刻下见腹泻，每日2～3次，大便成形，偶夹黏液脓血和食物残渣，伴有肛门下坠感，两胁胀满，矢气频，口苦明显，无口干，无胃脘部不适，无烧心反酸，纳寐可，小便可。舌紫暗，苔黄腻，脉弦滑。既往十二指肠球炎病史，大便潜血（＋）。

西医诊断：溃疡性结肠炎（轻度）。

中医诊断：久痢。

中医辨证：血热妄行，浊毒内蕴证。

治法：化浊解毒，凉血宁血。

处方：当归15g，川芎12g，白芍20g，白术12g，三七粉3g，茵陈12g，黄连6g，苦参9g，半枝莲12g，白花蛇舌草12g，黄蜀葵花9g，叶下珠9g，藿香9g，佩兰12g，清半夏9g，大腹皮12g，白头翁12g，秦皮12g，黄芩12g，广木香9g，地榆12g，仙鹤草15g，石榴皮12g。14剂，水煎服，每日1剂，早晚分服，每次200mL。嘱疏情志，节饮食，不适随诊。

二诊（2021年6月3日）：患者腹泻，每日2～3次，大便成形，夹白色黏液和食物残渣，肛门下坠感减轻，两胁胀满、口苦减轻，矢气频，纳可，寐差，入睡困难，小便可，舌紫暗，苔黄腻，脉弦滑。在原方基础上去黄蜀葵花、叶下珠，加芡实12g，葛根12g，扁豆12g。继服14剂，水煎服，每日1剂，余医嘱同上。

三诊（2021年6月21日）：患者近期因生气出现大便先干后稀，黏液减少，无脓血，肛门下坠感减轻，两胁胀满加重，晨起口苦，矢气缓解，纳寐差，小便可。舌暗红，苔黄腻，脉弦滑。在二诊基础上加叶下珠9g，赶黄草 9g，红曲 9g。继服 21 剂，水煎服，每日 1 剂，余医嘱同上。

四诊（2022 年 2 月 14 日）：患者服用三诊方后，症状明显好转。然该患者性急易怒，近日与人发生口角后再次出现大便每日 1 次，时有白色黏液，无脓血，偶夹有不消化食物，两胁沉重伴胀痛，纳寐一般，舌红，苔根部薄黄腻，脉弦滑。在三诊方基础上去佩兰、葛根、芡实、扁豆、大腹皮、半夏、黄芩、石榴皮，加余甘子 6g，黄蜀葵花 6g，茯苓 12g。继服 30 剂，水煎服，每日 1 剂，余医嘱同上。

五诊（2022 年 3 月 21 日）：患者服用四诊方后，诸症减轻，在四诊方基础上加大腹皮 15g。继服 30 剂，水煎服，每日 1 剂，余医嘱同上。

按：李教授提出"浊毒理论"，结合《类证治裁·痢症》"症由胃腑湿蒸热壅，致气血凝结，夹糟粕积滞，进入大小腑，倾刮脂液，化脓血下注"，认为本病的病机主要是浊毒之邪滞于肠腑，气血壅滞，肠道传化失司，脂膜血络受损，腐败化为脓血，临床表现为腹泻伴有黏液脓血便，其脓血为炎症渗出、黏膜糜烂及溃疡所致，故在临床治疗中自拟解毒化浊消溃方。方中白头翁、秦皮味苦，能入血分，以达清热解毒、凉血止痢之功；黄连苦寒燥湿清热，厚肠胃而止泄泻；木香、白芍、当归调气和血养血，以使"行血则便脓自愈，调气则后重自除"；黄蜀葵花入心、肾、膀胱经，《嘉祐本草》曰："治小便淋及催生，又主诸恶疮脓水久不瘥者，作末敷。"可通淋、解毒、止脓；叶下珠清热利尿，使热毒随小便而去；三七粉、仙鹤草化瘀止血；苦参清热燥湿止痢；地榆清热解毒；石榴皮涩肠止泻；藿香芳香化浊。诸药合用，共奏化浊解毒、凉血宁血之功。二诊时，患者诸症减轻，应扶正健脾以增强脏腑功能，提高其化浊解毒的功效，遂去黄蜀葵花和叶下珠，加用健脾止泻之芡实、扁豆、葛根。三诊时，患者因情志过极出现肝气郁滞之象，遂加用赶黄草以平肝健脾、清热解毒。现代研究亦表明，赶黄草中含有没食子酸和槲皮素，具有抗肝病毒和保护肝脏的功能。四诊时，患者主因情志再次出现白色黏液便，李教授根据其病情分析此阶段病机为余毒未尽而又内伤情志致肝气乘脾，虽症状复发但不可大量用药，遂去除部分健脾收涩之药，加用味酸性凉之余甘子以清热凉血、消食健脾，黄蜀葵花以清热解毒，茯苓以利水渗湿，使余毒从小便得解。李教授将化浊解毒法贯穿 UC 治疗全过程的同时，强调分期论治，正合中医"急则治其标，缓则治其本"之意。并且他认为，本病病情复杂多变，常虚实夹杂或虚实转化，因此在临床辨证治疗过程中，应当明辨主要病机，分期论治，以达标本同治、药到病除之效。

据现代药理研究，黄连中的小檗碱具有抗腹泻与抗炎作用。薏苡仁油具有免疫促进作用，同时具有抗炎作用。木香能双向调节肠管活动，能有效抗溃疡形成，其所含挥发油能抑制链球菌、金黄色与白色葡萄球菌的生长。当归、白芍活血养血，以治脓血；地榆性寒苦降，味涩收敛，有凉血泄热、收敛止血之功，以治便血；仙鹤草、地榆、炒芡实均具有收敛止泻之功；蒲公英、白头翁均为苦寒之品，具有清热解毒、凉血止痢之功，治疗便脓血；秦皮、苦参均具有清热燥湿之功。诸药合用，清升浊泄，毒解瘀去，达到溃疡愈合、功能恢复之目的，是防治 UC 的有效验方。

（马伟整理）

（七）浊毒内蕴，气滞肠腑案二

王某，男，36 岁。2020 年 5 月 11 日初诊。

主诉：间断性腹泻、黏液脓血便 2 年，加重 7 天。

现病史：患者两年前无明显诱因出现腹泻、黏液脓血便，2018 年 5 月于外院行电子结肠镜检查示溃疡性结肠炎（活动期，直肠型），具体治疗不详，1 周前无明显诱因症状加重，现为求中药治疗来诊。刻下见便中带血，黏液脓血便，每日 4～5 次，无腹痛，无里急后重，便时肛门有灼热，面色萎黄，神疲乏力，纳差，四肢不温。舌红苔黄腻，脉弦细。既往否认其他慢性病史。

西医诊断：溃疡性直肠炎。

中医诊断：痢疾。

中医辨证：浊毒内蕴，气滞肠腑证。

治法：化浊解毒，调气行血。

处方：百合 12g，乌药 12g，当归 9g，川芎 9g，白芍 30g，白术 6g，三七 2g，白花蛇舌草 15g，半枝莲 15g，黄连 12g，茵陈 15g，苦参 12g，鸡骨草 15g，藿香 12g，大腹皮 12g，川朴 12g，半夏 9g，广木香 9g，白头翁 12g，秦皮 12g，石榴皮 12g，枳实 12g，扁豆 12g，苏梗 12g，陈皮 9g。14剂，每日 1 剂，水煎服，文火煎煮两次，每次 40 分钟，共取汁 400mL，早、晚饭后半小时温服。

二诊（2020 年 5 月 22 日）：患者自述服药期间，大便由每日 4～5 次减少到 3～4 次，黏液脓血便明显减少，血水样便消失。舌红，苔黄腻，脉弦细。李教授根据患者现有症状，调整处方：去苏梗、陈皮，加地榆炭 12g，葛根 15g。14 剂，水煎服，每日 1 剂，文火煎煮两次，每次 40 分钟，共取汁 400mL，早、晚饭后半小时温服。

三诊（2020 年 6 月 5 日）：患者现大便每日 1～2 次，脓血症状已经明显减少，四肢稍温。舌红，苔黄腻，脉弦细。李教授根据患者现有症状，于二诊方中加入薏苡仁 12g，芡实 12g。14 剂，水煎服，每日 1 剂。

四诊（2020 年 6 月 22 日）：现患者大便每日 1～2 次，脓血黏液消失，大便成形，质软。舌淡红，苔薄白，脉沉。续服三诊药方 1 个月巩固疗效。后电话随访至今未复发。

按： 冯楚瞻说："治痢大法，始当推荡，久当温补，而尤宜以顾胃气为主。"然治痢宜通宜留，亦不可拘于时间之短长，应以临床实际表现为据，凡用补涩者，必须腹无疼痛，便无冻腻，无里急后重，表明积滞已净，邪气已除，方可放胆用补用涩。温补时顾胃气亦至关重要。若胃气不知，则先和胃气，不尔则补涩呆胃，亦难收固涩之功。行血则便脓愈，调气则后重除。二诊时患者黏液脓血便明显减少，血水样便消失，症状明显好转。痢下本就伤阴，苏梗、陈皮长用有耗阴之虑；治痢不离收涩，地榆炭长于收涩，且有止血之功；葛根升清阳中有提举之力。故去苏梗、陈皮加地榆炭、葛根。三诊时患者现大便次数减少，脓血症状已经明显减少，为增强收涩止泻之力故添薏苡仁、芡实。

溃疡性结肠炎主要病机以脾胃虚弱为本，浊毒内蕴、瘀血阻滞为标。本病主要因脾失健运，小肠无以分清泌浊，大肠传导失司，湿浊蕴结。溃疡性结肠炎的发病多是在脾胃虚弱的基础上，感受外邪、饮食不节或忧思恼怒等，引起大肠传导失司，气机不畅，湿热瘀毒等病邪蕴结肠中；脾胃虚弱，或饮食、劳倦、思虑、久病等诸多因素作用，导致脾气受损，脾虚失于健运，运化无权，水谷不归正化，日久胶结，渐成下痢赤白。脾虚不能化生水谷精微，后天失养，兼之久泻伤阴损阳，渐及于肾，肾虚又导致土无所助，脾肾并虚，致病情缠绵难愈。脾胃虚弱是溃疡性结肠炎发病及缠绵难愈的关键。《诸病源候论》中指出："后遇脾胃大肠虚弱，而邪气乘之。"

　　溃疡性结肠炎病机属虚实夹杂，活动期溃疡性结肠炎以邪实为主，浊毒血瘀之象明显，当急则治其标，缓解期当治其本。活动期溃疡性结肠炎浊毒血瘀之象明显，以化浊解毒、凉血活血为主，常用黄连、黄芩、黄柏、秦皮等苦寒之品以化浊解毒，此类药物多长于清热、燥湿、解毒，善祛溃疡性结肠炎之标，为临证首选。溃疡性结肠炎属"痈病"之类，活动期多因毒灼肠络，导致血败肉腐，《医宗金鉴》提出："腐不去则新肉不生，盖以腐能浸淫好肉也……盖祛腐之药，乃疡科之要药也。"因此，采用清热解毒、祛腐生肌敛疡之药，如青黛、锡类散、三七、白及等，可加快黏膜修复，促进瘢痕愈合。活动期溃疡性结肠炎常见邪入营血的病机特点，故选用凉血活血药如赤芍、地榆、地锦草、紫草、牡丹皮等，以清血分毒邪，宁络止血，且能活血化瘀，防止瘀血与浊毒凝结于肠道。缓解期由于病程迁延日久，正气耗伤，湿热未净，故时有少量黏液、偶见少许便血、大便黏腻不爽、腹胀等症；加之脾肾受损，肾阳虚衰，大便开合无度，不能控制，故次数增多；而阳气不足，留连之火毒不能发越于外而内陷，则更易灼伤脉络，而使便血再发。因此缓解期以正虚为主，但常有湿热留连不去，因此症状较多，治宜"标本同治"。采用温肾健脾，佐以清化活血之法。以健脾温肾为主要治则，常用黄芪、白术补气健脾，托毒生肌；肉豆蔻、益智仁温补脾肾阳气；木香、炒当归则行胃肠气滞，活血止血。益火之源以消阴翳，脾肾阳气恢复，虚寒则无以生，正气盛则托内毒而出，脾胃气血调和，水谷运化有权而溃疡止。此期虽邪势渐衰，但仍有湿热留连，因此应根据正邪盛衰，酌情运用黄连、秦皮、地锦等清热凉血止痢之品，做到补中有消，消中有补，以扶正祛邪，防止病情复发。

湿阻肠中，易碍气机运行，热邪煎灼津液又致瘀血，甚则热迫血溢，气血壅滞，肉败血腐，随大便混杂而下，故调气行血法为本病的通用治则。正如刘河间所说："调气则后重自除，行血则便脓自愈。"为顺畅肠腑凝滞之气血，祛除腐败之脓血，恢复肠道传送功能，促进损伤之肠道尽早修复，以改善腹痛、里急后重、下痢脓血等临床症状。现代研究表明，溃疡性结肠炎患者的溃疡表面多见血液循环瘀滞状态，活血化瘀药物的应用可使局部血运通畅，有利于溃疡愈合。

（王志成整理）

（八）脾虚湿滞，浊毒内蕴案

郑某，男，26岁。2020年4月28日初诊。

主诉：间断腹泻，便中带鲜血黏液3个月，加重7天。

现病史：患者2020年1月因劳累后出现腹泻、便中带鲜血黏液，2020年4月于广东中医药大学第一附属医院行无痛电子结肠镜检查示溃疡性结肠炎，后服用美沙拉秦等药物治疗，治疗效果不佳。患者7天前无明显诱因出现症状加重，现患者为求中药治疗来诊。刻下见大便中带黏液脓血，每日2～4次，便时肛门有灼热感，四肢不温，神疲体倦，面色萎黄，无腹胀痛，无里急后重，无发热，食少纳差，寐一般。舌红，苔黄腻，脉弦滑。

西医诊断：溃疡性结肠炎。

中医诊断：泄泻。

中医辨证：脾虚湿滞，浊毒内蕴证。

治法：健脾利湿，化浊解毒。

处方：百合12g，乌药12g，当归9g，川芎9g，白芍30g，白术6g，三七2g，白花蛇舌草15g，半枝莲15g，黄连12g，茵陈15g，苦参12g，鸡骨草15g，藿香9g，大腹皮12g，陈皮9g，厚朴9g，半夏9g，扁豆12g，广木香9g，芡实12g，山药12g，石榴皮12g，诃子12g，山甲珠6g，葛根12g。14剂，水煎服，每日1剂，文火煎煮两次，每次40分钟，共取汁

400mL，早、晚饭后半小时温服。

二诊（2020年5月12日）：患者大便由每日2～4次减少到2～3次，脓血黏液便减少，余症如前。舌质红，苔薄黄，脉弦。李教授根据患者现有症状加薏苡仁12g。14剂，水煎服，每日1剂。

三诊（2020年5月26日）：患者自述大便每日1～2次，脓血消失，里急后重感消失。舌淡红，苔薄黄，脉弦。李教授根据患者现有症状，于二诊方中去大腹皮、山甲珠，加三七6g，仙鹤草12g。14剂，水煎服，每日1剂。患者感觉良好，其余无明显不适，遂嘱患者停药，随访3个月未见复发。

按：《素问》中将本病称为"肠澼""赤沃"。《素问·太阴阳明论》云："故犯贼风虚邪者，阳受之；食饮不节，起居不时者，阴受之。阳受之则入六腑，阴受之则入五脏。入六腑，则身热不时卧，上为喘呼；入五脏则䐜满闭塞，下为飧泄，久为肠澼。"《素问·至真要大论》云"火淫所胜……民病注泄赤白，少腹痛溺赤，甚则血便"，又云"厥阴之……少腹痛，注下赤白""少阴之胜，心下热善饥，脐下反动，气游三焦，炎暑至，木乃津，草乃萎，呕逆躁烦，腹满痛，溏泄，传为赤沃"。《素问·六元正纪大论》云："太阳司天之政……四之气，风湿之争……民病……注下赤白。"除以上病名之外，该书中还有"濡泄""洞泄""注泄"等论述。《难经》中载本病的症状类似于"大瘕泄""小肠泄"。《难经·五十七难》中有云："泄凡有五，其名不同。有胃泄，有脾泄，有大肠泄，有小肠泄，有大瘕泄，名曰后重。"又云："小肠泄者，溲而便脓血，少腹痛。大瘕泄者，里急后重，数至圊而不能便。茎中痛。"二诊时患者脓血便减少，为增强祛湿止泻之效，故加薏苡仁。三诊时患者脓血消失，里急后重感消失，大腹皮、山甲珠为峻猛之药，久服伤正，中病即止，故去。患者痢疾日久，其正气必虚，故加三七、仙鹤草补虚。

分析此病例，溃疡性结肠炎属中医"泄泻""痢疾"等范畴，李佃贵教授认为本病的病机主要是浊毒之邪滞于肠腑，气血壅滞，肠道传化失司，脂膜血络受损，腐败化为脓血而发病。本病患者由于饮食失节，情志不畅，致使脾胃升降失司，湿浊内阻，久而化生浊毒。本案以化浊解毒、调气和血消痈为大法，治疗初期正气尚存，以攻伐为主，予黄芩、黄连、黄柏、苦参、白头翁等清热利湿之品攻伐；后期正气既虚，以扶正祛邪、顾护脾胃为法，酌加黄芪、白术、党参等扶正之品。对于虚实夹杂之证，临证可将解毒化浊与扶正兼顾，以增强脏腑功能，提高其化浊解毒的能力。即使辨证为气阴两虚的患者，补气养阴的同时也可酌加解毒化浊之品，疗效优于单用补气养阴之法。此外，久痢耗伤阴液，而致津亏血瘀，临证多养阴活血与解毒化浊并用，取得良效。多数患者治疗后症状缓解或消失，结肠镜复查，肠黏膜病灶恢复正常或仅留瘢痕，大便检查正常，即临床痊愈。

虚证痢疾应扶正祛邪。其病机虚实错杂，若单纯补益，则滞积不去；贸然予以通导，又恐伤正气，故应虚实兼顾，扶正祛邪。中焦气虚，阳气不振者，应温养阳气；阴液亏虚者，应养阴清肠；久痢滑脱者，可佐固脱治疗。缓解期虽然脓血便已除，邪势渐去，但其病机仍以浊毒留滞、虚实夹杂为特点，有别于单纯的阴虚证或脾阳虚证，《景岳全书》曰："凡人之气血，犹源泉也，盛则流畅，少则壅滞，故气血不虚则不滞，虚则无有不滞者。"因此治疗上应注意，在扶正的同时配合清化活血、疏泄导滞，不能一味使用温补之品，尤其应慎用涩肠止泻之品，以防闭门留寇，加重病情。但若病证以脾肾阳虚为主，大便次频量多，兼夹少许浊毒之邪时，治疗可以温肾涩肠为主，佐以化浊解毒，以免过泻伤正，病情难以恢复。

（王志成整理）

【参考文献】

［1］曹云，郭志玲，何莹，等.田德禄论治溃疡性结肠炎经验［J］.北京中医药，2020，39（1）：23-26.

［2］曾思敏，林武红，罗鹏基，等.溃疡性结肠炎的中医药治疗进展［J］.辽宁中医杂志，2020，47（6）：209-212.

［3］李东垣.脾胃论［M］.北京：人民卫生出版社，2005：82.

［4］刘峰，刘林，王垂杰.溃疡性结肠炎病因病机及治疗进展［J］.山东中医药大学

学报，2021，45（1）：143-147.

［5］刘佳丽，孙平良，李忠海，等.黄芪对溃疡性结肠炎的研究进展［J］.中华中医药学刊，2021，39（3）：160-163.

［6］唐飞，刘美辰，敖慧.木香与川木香挥发油化学成分及抗菌活性的对比研究［J］.中华中医药学刊，2020，38（6）：165-168，273.

［7］汪青楠，李娟梅，倪瑶，等.中医治疗溃疡性结肠炎的研究进展［J］.吉林中医药，2019，39（9）：1251-1255.

［8］王庆泽，李雪可，刘建平，等.国医大师李佃贵基于浊毒学说分期辨治溃疡性结肠炎［J］.吉林中医药，2021，41（2）：179-182.

［9］徐伟超，李佃贵，刘建平，等.基于数据挖掘的李佃贵教授运用化浊解毒法治疗慢性萎缩性胃炎用药规律探讨［J］.时珍国医国药，2018，29（3）：702-704.

［10］徐伟超，赵润元，李佃贵，等.浊毒证充实中医证候学［J］.中华中医药杂志，2019，34（10）：4580-4582.

［11］许筱颖，郭霞珍.浊毒致病理论初探［J］.辽宁中医杂志，2007（1）：28-29.

［12］杨倩，郭彤，郭榆西，等.化浊解毒方对溃疡性结肠炎的治疗作用及机制［J］.北京中医药，2020，39（3）：200-204.

［13］张娇娇，张帆，余星星，等.溃疡性结肠炎发病机制及中西医治疗研究进展［J］.辽宁中医药大学学报，2021，23（1）：70-74.

［14］朱卫，高亚，王爱华，等.王爱华教授辨治溃疡性结肠炎经验［J］.湖南中医药大学学报，2017，37（1）：48-51.

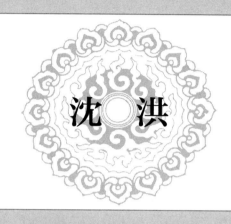

沈○洪

一、医家简介

沈洪，医学博士，二级主任中医师，教授，博士研究生导师，岐黄学者，江苏省名中医，享受国务院政府特殊津贴专家。江苏省中医院消化病研究所所长，江苏省中医消化临床医学研究中心主任，国家中医临床研究基地重点病种 UC 负责人，国家重点临床专科和区域诊疗中心主任，炎症性肠病诊疗区域（卓越）中心主任，国家中医药管理局中医脾胃病重点学科和重点专科学术带头人，全国老中医药专家学术经验继承工作指导老师，首批全国优秀中医临床人才。兼任中华中医药学会脾胃病分会副主任委员、江苏省中医药学会脾胃病专业委员会主任委员、江苏省医学会 IBD 学组组长，《中国中西医结合消化杂志》和《南京中医药大学学报》副主编。

沈洪教授主持国家科技支撑计划重大项目、国家中医行业科研专项、国家重点研发计划和国家自然科学基金等课题 6 项，省部级课题 6 项。获得省部级科技进步奖二等奖 5 项，中药新药证书 1 项，发明专利 3 项，软件著作权 3 项。制定国家标准 3 项，行业标准 10 项。主编《中华脾胃病学》《溃疡性结肠炎——中西医的过去、现在与未来》等专著 10 部，副主编专著 7 部。发表 SCI 论文 22 篇，核心期刊论文 280 余篇。

二、学术思想

溃疡性结肠炎是一种慢性非特异性结肠炎症性病变。古代文献已有类似 UC 临床表现的记载和分析。隋代巢元方《诸病源候论》中设 "痢病诸候"的专论："凡痢，口里生疮，则肠间亦有疮也……此由挟热痢，脏虚热气内结，则疮生肠间；热气上冲，则疮生口里。然肠间、口里生疮，皆胃之虚热也。" "夫久水谷痢者，由脾胃大肠虚弱，风邪乘之，则泄痢。虚损不复，遂连滞涉引岁月，则为久痢也。" "凡水谷痢久，肠胃虚，易为冷热。得冷则变白脓，得热则变赤血，若冷热相加，则赤白相杂。痢久则变肿满，亦变病矗，亦令呕哕，皆由痢久脾胃虚所为也。"《伤寒论》多以下利论之，《金匮要略》设有"下利"专篇，如"热利下重，白头翁汤主之""少阴病，下利便脓血者，桃花汤主之""乌梅丸……又主久利"，其他如葛根芩连汤、黄芩汤等，都是当代治疗 UC 的常用方剂。东晋葛洪《肘后备急方》已涉及粪菌移植治疗 UC 的雏形，记载用新鲜的粪汁或发酵的粪水治疗食物中毒、腹泻、发热，述"绞人屎汁，饮一升，即活"。在梳理文献和临床实践的基础上，形成以下学术观点。

（一）强调病位在肠，总属本虚标实，五脏相关，重视肺脾失调

UC 病位主要在大肠，与肝、脾、肺、肾诸脏均相关。《景岳全书》曰："凡里急后重者……病在广肠最下之处，而其病本则不在广肠而在脾肾。"又云："泄泻之本，无不由于脾胃。"故本病泻痢之源起于脾胃，脾胃虚弱，纳化失司，湿从中生，久郁化热，蕴于肠腑，与邪气搏结，气血壅滞，内溃成疡，肠络受损，故发为赤白脓血，久痢不止。疾病反复发作，迁延日久，多累及于肾，肾阳虚衰，火不暖土，发为肾泄，症见下利清谷，滑脱不尽。《景岳全书·泄泻》曰："凡遇怒气便作泄泻者……盖以肝木克土，脾气受伤而然。"UC 患者因疾病反复发作，迁延难愈，易致思虑过度，情志不畅，肝气疏泄失常，横逆克犯脾土，致脾气更虚，发为痛泻。木旺又侮及肺金，肺与大肠相表里，肺气失于宣降，下迫大肠，发为痰泻。《医门法律》云"肺移热于大肠，久为肠澼"，痰湿久羁，必酿热成毒，损膜伤络，可见热灼血络的便血之象。

本病病机复杂，总属本虚标实，虚为正气不足，脾肾两虚，肺脾失调，肝肾相关；实为湿浊蕴肠，瘀热所伤，湿热瘀毒蕴滞肠道，损伤气血，血腐肉败成疡。分而言之，疾病活动期多属实证，主要病机为湿热蕴肠、气血不调，重者以热毒、瘀热、痰浊等病理产物搏结肠道，病情缠绵，愈衍愈重；缓解期多属虚实夹杂，主要病机为脾虚湿滞，运化失健，可兼有肝郁、肾虚、肺虚、阳虚的证候特征，病程迁延日久，还可兼夹瘀血、浊毒等滞留肠

腑，易转变为虚实寒热错杂的复杂证候，进而影响其预后转归。

（二）构建中医药全链条干预策略和方案

1. 未病防发，重视高危人群识别与中医药预防

首先要重视饮食指导。对于高危人群来说，通过改善饮食结构，减少动物脂肪、糖类的摄入，恢复传统的五谷为养、五果为助、五畜为益、五菜为充的东方饮食结构，可以降低由于饮食失调所导致的 UC 发病风险。越来越多研究显示，中药如黄芪、茯苓、灵芝和铁皮石斛中的植物多糖，陈皮和姜黄中的多酚，山药、薏苡仁中的天然淀粉具有益生元作用，能改善肠道内环境，维持肠屏障功能，这类药物多具有药食同源属性，可作为食疗，因此对于 UC 高危人群等，可通过摄入具有药食同源属性的中药维持肠道稳态，通过药膳的形式改善体质。如湿热偏重者，可用薏苡马齿苋粥，清肠化湿；脾虚湿重者，选用山药莲子粥，健脾止泻；肝郁脾虚者，可用莲梅白术粥，疏肝健脾。也可通过中药代茶饮调节机体内环境。如湿热体质的人群，可饮用蒲公英茶、金银花茶；瘀热体质的人群，可饮用山楂槐花茶；脾气虚体质的人群，可饮用薏苡仁莲子茶；阳虚体质的人群，可饮用干姜饮。

其次要应用好临床前期的中药治疗。对于出现亚临床肠道炎症的人群，自身炎症免疫反应被激活，大便性状频次发生改变，可用中药干预治疗，根据腹泻症状特点辨证施治。如腹泻便下黏腻，舌边齿痕者，可取参苓白术散健脾益气；肛门灼热，舌红苔黄腻者，可选葛根芩连汤清肠化湿；平素情绪不畅，腹痛则泻，泻后痛减者，可参痛泻要方调肝健脾；先天不足夹有肾虚者，可酌加益智仁、炒山药和菟丝子等补肾止泻之品。

2. 既病防变，通过分期、分级、分部论治结合个体化辨证治疗深度缓解

对于已经出现 UC 临床症状的患者，应积极予以药物干预，诱导疾病缓解。中医药的辨证论治与达标治疗的新策略不谋而合，采用分期、分级和分部治疗方案，对轻中度患者的治疗具有较好的效果和优势；随着深度缓解（包括临床缓解、内镜缓解及组织缓解）和疾病清除等新目标的提出，对于难治性或重度且对治疗应答不良的患者，应加强中西医结合，发挥好协同

增效作用，在生物制剂广泛应用的背景下，深入研究中医药的治疗重点和要点，以及有效药物和技术，无疑具有十分重要的临床价值。

第一要分期论治。UC 因其反复发作的特点及邪正盛衰的关系，治疗上可分期辨治，根据证型变化采用序贯或转换治疗。活动期多以邪实为主，湿热内蕴，气血壅滞，肠络受损，重者酿生热毒瘀热，日久痰浊血瘀等病理产物羁留肠道，反复难愈，当治以清热化湿、调气和血、敛疡生肌。可投以芍药汤、葛根芩连汤、白头翁汤等加减。缓解期多属虚实夹杂，以脾气亏虚为基础，日久累及肾阳，兼有湿热余邪留恋肠道，还可累及他脏，脾胃虚弱，可受肝气乘犯，发为痛泻，或因肺气失调，大肠不固，发为痰泻。治疗主以健脾益气，兼以补肾固本，佐以清热化湿。可投以参苓白术散、理中汤、四神丸加减。

第二要分级治疗。UC 患者可按病变程度分为轻、中、重度。对于轻、中度患者，多采用清肠化湿、健脾益气之法；重度患者以热毒血瘀为主要病机，采用中西医结合治疗，中医治疗以清热解毒、凉血化瘀宁络为主。

第三要分部论治。UC 按病变部位分为直肠型、左半结肠型和广泛结肠型，治疗上对于直肠型及左半结肠型患者可单用中药灌肠，未缓解者叠加中药口服，广泛结肠型患者口服和灌肠联合用药，以快速诱导病情的缓解。

第四要个体化辨证治疗。如以脓血便为主要临床表现者，属湿热蕴肠，脂膜血络受损，若白多赤少，重在治湿治气；赤多白少，重在治热、治血。纯为黏液便者，重在治湿、治痰，还应重视调肺运脾。纯为血便者，血色鲜红属实证热证，为湿热蕴肠，损伤肠络，络损血溢所致，当凉血止痢；血色淡红质稀者，属虚证，为湿热伤阴，虚火内炽，灼伤肠络，或脾气亏虚，不能统血，血溢脉外，前者治以清热生津、养阴和络，后者以健脾升阳、益气摄血为法。血色紫暗多属瘀，湿热毒邪入络成瘀者，当凉血化瘀；脾肾阳虚、寒凝血瘀者，当健脾固肾，温通血脉。以腹痛为主症者，实证属湿热蕴肠，气血不调，肠络阻滞，不通则痛，治从调气和血，通络止痛；虚证属土虚木旺，肝脾失调，虚风内扰，肠络失和，治当疏肝健脾，和络止痛。

第五要重视局部用药。本病病位主要在远端结肠和直肠，结肠镜下可见肠黏膜充血、水肿、糜烂、出血、溃疡及脓性分泌物等，病理多伴有炎性细胞浸润、隐窝炎和隐窝脓肿，此乃湿热内蕴，气滞血瘀，血败肉腐之象，可归属中医内痈、内疡的范畴。治疗上予以中药灌肠或栓剂塞肛，既能使药液直接作用于病变局部发挥药效，又能避免过服清热燥湿解毒之品苦寒败胃，是临床常用的重要治疗手段。用药多取清热解毒、化浊排脓、收敛止血、护膜生肌为方，4～6味为宜。

3. 瘥后防复，从维持缓解提高生存质量到疾病清除

重视开展宣教活动，指导患者自我慢病管理。应充分利用现代媒体自主性和交互性特点，拓宽医患沟通途径，指导患者日常生活；编写健康手册，提高患者对疾病的认识、对维持治疗的依从性，缓解其心理紧张情绪。

规范缓解期用药，维持疾病稳定。由于UC具有终身性反复性特征，缓解期的肠道炎症常持续存在，仍需规范治疗，应侧重于调理脏腑功能，重建肠道功能，防止疾病复发，提高生存质量。脾肾两虚是本病发生和迁延的内因，所以缓解期首重健脾益气、补肾固本，同时由于湿热伏邪的存在，治疗时酌加清肠化湿药，以防其复燃。病程日久，肺肝两脏受累，临证时当理肺化痰和疏肝解郁。

构建慢病管理平台，实现中医整体化、动态化诊疗，如为患者建立专属健康档案，通过诊疗记录动态观察患者疾病不同时期的临床表现、理化指标及用药情况，对患者进行定期随访，督促其进行规范化治疗；总结UC疾病发生发展规律，发现其潜在疾病变化和治疗靶标，更好地指导临床。

（三）提倡治疗措施要规范化、精准化、循证化

注重规范化治疗。沈洪教授等起草了中华中医药学会脾胃病分会制定的《溃疡性结肠炎中医诊疗专家共识意见（2017）》，将UC分为大肠湿热证、热毒炽盛证、脾虚湿蕴证、寒热错杂证、肝郁脾虚证、脾肾阳虚证和阴血亏虚证7个主要证型进行辨证施治，归纳证候要点：活动期多为湿热蕴肠，气血不调，甚者出现热毒蕴结，络损血溢，多为实证；缓解期多为脾虚湿恋，运化失常，多属虚实夹杂。临床上根据疾病的分期结合辨证分型予以相应处

理：大肠湿热者治当清肠化湿、调气行血，方用芍药汤加减；热毒炽盛者治当清热祛湿、凉血解毒，方用白头翁汤加味；脾虚湿蕴者治当益气健脾、化湿和中，选用参苓白术散加减；寒热错杂者治当温中补虚、清热化湿，方用乌梅丸加减；肝郁脾虚者宜扶土抑木、调气和中，可选用痛泻要方和四逆散加减；脾肾阳虚者治当健脾补肾、温阳化湿，方用附子理中丸合四神丸；阴血亏虚者治当滋阴清肠、益气养血，方用驻车丸合四物汤加减。

实施精准化治疗。UC以结直肠黏膜免疫炎症损伤为主要表现，同时伴有肠外的全身性炎症反应。中医药的整体观和复方的治疗方法，符合UC的治疗需求，通过多靶点的作用，达到调节免疫、控制炎症、修复肠黏膜的目的。在具体实施时，要针对患者的个体差异，综合应用分期、辨证、整体调节、分病变部位给药等方法，实现精准化治疗，以提高临床疗效。

如对于直肠型或左半结肠型活动期的患者，采用中药灌肠治疗，使药物直接作用于肠道黏膜，通过药物的有机配伍，充分发挥中药有效成分调节免疫、抑制炎症的作用，如苦参、黄柏、青黛等；保护黏膜，促进溃疡愈合的作用，如白及、地榆、五倍子等。如出血较重者，酌加三七、血竭化瘀止血；脓液较多者，联用石菖蒲、败酱草等化浊排脓。对于广泛结肠病变者，采用中药口服和灌肠联合给药，口服药物要充分考虑患者的寒热虚实主次和体质特征、饮食嗜好和不同病理阶段，发挥中药可扶正祛邪、平调寒热的优势，以快速缓解病情。对于伴有肠外表现的患者既要靶向治疗黏膜的损伤，也要注重对肠外表现的处理，在辨证论治基础上，酌加针对肠外表现的中药，或配合中医外治法。在疾病缓解期，斟酌采取间隔口服或灌肠中药，既可有效维持缓解，又能节约医疗费用。

遵循循证化治疗。近年来，中医药治疗UC受到重视，国际化的循证医学研究不断被报道，临证中应充分汲取这些研究成果。如穿心莲内酯1800mg治疗8周，临床应答率、黏膜愈合率均显著优于安慰剂组（59.5% vs 40%；50% vs 33%）。青黛治疗UC的多中心、双盲、随机对照研究结果显示，青黛组第8周的临床应答率、临床缓解率、黏膜愈合率均明显优于安慰剂组（$P < 0.05$）。沈洪教授主持完成了一项多中心、随机、对照研究，活动期采

用清肠化湿方口服，缓解期予扶正清肠方口服。研究显示试验组和美沙拉秦对照药相比，缓解率为 64.15% vs 51.61%，复发率为 13.24% vs 14.58%，对脓血便和腹痛的缓解显著优于对照组。清肠化湿颗粒治疗中度活动期 UC 多中心、随机、双盲、安慰剂对照研究也证实清肠化湿颗粒组临床有效率、临床缓解率、黏膜应答率、黏膜愈合率均显著优于对照组。

（四）在规范诊断的基础上，重视疗效评价和中西医协同治疗

UC 的诊断需结合病史、临床症状和体征、内镜及影像学表现、CRP 及粪钙卫蛋白等炎症标志物进行综合判断。UC 临床类型可分为初发型和慢性复发型。根据蒙特利尔标准对 UC 病变范围进行评估，并评估其肠外表现和并发症。根据 Truelove-Witts 评分或 Mayo 评分进行分级。规范、完整的诊断应包括临床类型、病变范围、严重程度（包含病情分期）、肠外表现和并发症等内容，如诊断为溃疡性结肠炎（慢性复发型、左半结肠、活动期，中度）。

临床应重视疗效评价和总结，确定主要疗效指标和次要疗效指标，采用国际化、规范化和客观化的评价标准，如临床有效率、临床缓解率、内镜应答率、黏膜愈合率等。也可应用内镜严重程度指数（UCEIS），病理学评价采用 Geboes 指数、Robarts 组织病理指数（RHI）或 Nancy 指数。血清学评价常用 CRP、ESR 及钙卫蛋白。症状学评价有 IBDSI 量表、简明健康量表、IBD 疾病活动度评分、欧洲生活质量五水平五维健康量表，可斟酌选用。生存质量评价多采用 IBDQ 量表。

随着生物制剂时代带来治疗目标的转变，通过中西医协同治疗达到疾病清除的理想结局是可行的方式。中西医协同治疗模式适用人群包括对中药或西药治疗应答不佳的轻、中度患者，难治性、急重度或有肠外表现的患者等。鉴于 UC 病情的复杂性、进展性和难治性，中西医结合是临床最为常用的治疗模式，应通过药物的合理组合和给药方式互补等，提高临床疗效，减少西药用量以减轻其副作用，节约医疗资源。如对于中度活动期患者，在使用 5-ASA 控制肠道炎症的基础上，或联合清热化湿、敛疡生肌药，促进黏

膜愈合；或联合凉血化瘀药，快速缓解脓血便；或联合健脾益气药，重建肠道功能，改善营养状况等。此外，探索中西医协同，防治肠道纤维化、狭窄和炎癌转化，具有较好的应用前景。

三、临床特色

（一）清热化湿，邪去肠安

湿热蕴肠是 UC 病情活动的主要病理因素，清肠化湿能有效诱导病情缓解。不论活动期还是缓解期，湿热存在于 UC 的整个发病过程，清肠化湿应贯穿治疗 UC 的始终。治疗上活动期应以清热化湿为主，缓解期则应在健脾固肾的基础上兼以清热化湿，常用方为白头翁汤、芍药汤。用药取黄连清湿热，为治痢要药；黄芩清大肠湿热，兼有止血之功；白头翁善清肠胃湿热及血分热毒，为治热毒血痢之良药。治疗中可根据患者症状辨别湿、热孰轻孰重，若热邪较重，可加用苦参、土茯苓、败酱草；若湿邪偏胜，可加藿香、苍术、石菖蒲。便次频多，白多赤少，用秦皮、椿根皮清化兼以固涩；赤多白少，血便为主，取马齿苋、地锦草、凤尾草清化兼以凉血。注意用药不宜过于苦寒，以防损伤脾胃、凉遏热毒之弊，可少佐温通散寒之品，如干姜、炮姜、肉桂，以防苦寒伤阳，并助温阳化湿。在病情演变过程中，可出现湿浊、湿毒、寒湿、痰浊等变化，临证应采取相应的治法，并注意运脾以化湿和恢复脏腑的气化功能。

（二）凉血化瘀，络宁血止

湿热致瘀、瘀热伤络是本病便下脓血的主要病机，瘀热搏结，或阻于经络，或蕴于脏腑，为患多端，即所谓热附于血而愈觉缠绵，血得热而愈发胶固，湿热毒邪壅滞肠腑日久，搏血成瘀，瘀热伤络，可加重病情，瘀血久留，新血难生，气血愈虚，溃疡难愈。治疗上以凉血化瘀、宁络止血、修复肠络为要，常用方剂为地榆散，槐角丸。常取地榆凉血止血，槐花凉血止血，并善清大肠之火，茜草止血化瘀。若见便血暗红，瘀热较重者，予牡丹皮、丹参、赤芍、紫草清血分之热，散瘀敛疡；便血鲜红，虚火伤络者，予生地黄、墨旱莲、侧柏叶养阴清热，凉血止血；溃疡难愈，便血时作，予三七、白及、血竭散瘀止血，生肌愈疡；便血不止，酌加乌梅、藕节炭、仙鹤草等收敛止血；如便血鲜红，伴肠鸣腹痛，属肠风动血，可参用防风、荆芥祛风止血；如病程日久，便血暗淡，腹中冷痛，反佐制附片、炮姜等温摄止血。

需要注意的是活动期不可一味见血止血，涩血太过或寒凉太甚，反可使湿滞瘀留，病情迁延不愈，亦不可过用活血化瘀，以免增加出血风险。

（三）脏腑同调，五脏安和

1. 健脾为先，杜生湿之源

脾气虚弱为 UC 发病的内因，也是病情反复发作的病理基础，健脾、运脾是本病巩固疗效、防止复发的主要治法。UC 病程缠绵，多呈正虚邪恋之势，健脾益气、扶正固本是此治疗阶段的主要原则。故以中药健脾益气，既利于控制病情，维持缓解，防止本病复发，又能恢复肠道功能，改善营养状况，从而达复运化之职、杜生湿之源之功。常选用参苓白术散、补中益气汤、理中汤等方临证加减，运用黄芪、白术、茯苓、山药、党参、芡实、炒薏苡仁等药。其中生黄芪除补气健脾之外，又有生肌愈疡之功。炒白术益气健中，长于运脾化湿，对于 UC 合并妊娠特殊患者，和黄芩联合为常用的药对。薏苡仁炒用健脾渗湿止泻，多和山药相伍；生用排脓解毒消痈，常和败酱草配合，用于回盲部和直肠部位病变的治疗。

2. 调肝疏郁，达木土之和

脾属土，肝属木，土赖木疏，木需土荣，而木土相克，乘侮攸关，构成了生理病理上的一对重要关系。若肝气疏泄失职，木旺克土，或土虚木乘，影响脾胃健运，则成肝脾不和之证，临床常表现出情志不畅、腹痛欲便、便后痛减、肠鸣矢气等症状，正合《医方考》"泻责之脾，痛责之肝；肝责之实，脾责之虚；脾虚肝实，故令痛泻"所言，亦符 UC 合并肠易激综合征样表现的临床特征，治以调肝理脾，恢复肝胆的疏泄功能，常用痛泻要方化裁。如腹痛较甚，加木瓜、徐长卿、炙甘草缓急止痛；便溏次频，加乌梅、诃子酸敛止泻；肠鸣较著，加蝉蜕、钩藤祛风止痉；情志抑郁不畅，加郁金、合欢皮、茯神解郁安神。

3. 理肺固肠，复传导之职

肺与大肠相为表里，大肠的传导功能有赖于肺气的宣肃调节，如肺失宣肃，则大肠传导失司；且脾为生痰之源，肺为贮痰之器，脾虚可致痰湿内生，肺虚则令痰湿下注，痰湿之邪留滞大肠，可导致泄利的发生，故中医素有"痰泻"之名，其病机如《类证治裁》"积湿成痰，留于肺中，故大肠不固"，《医门法律》"肺移热于大肠，久为肠澼""大肠之热，皆因肺热所移"之论。治疗上可取法《史载之方》："肺金之胜，亦生腹鸣溏泄。肺主清肃之气，流入于中，变成寒中鹜溏……宜温其肺。四味芍药散。"四味芍药散在《中藏经》名为炙肝散，由白术、芍药、桔梗、白芷组成，向为临床所用，可加陈皮、茯苓、黄芩增加清肺化痰之力。对于难治性 UC，浙贝母、苦参则为常用的药对。

4. 益肾固本，防病情反复

脾为先天之本，肾为后天之本，脾主运化，化生精微，须借助肾阳的温煦，而肾之功能的正常，有赖脾化生精微的滋养。脾肾亏虚是炎症性肠病发病及缠绵难愈的关键，也是决定其预后的重要因素。《医宗必读·痢疾》云："痢之为证，多本脾肾，脾司仓廪，土为万物之母，肾主蛰藏，水为万物之元……然而尤有至要者，则在脾肾两脏，如先泻而后痢者，脾传肾为贼邪难疗，先痢而后泻者，肾传脾为微邪易医，是知在脾者病浅，在肾者病深，肾为胃关，开窍于二阴，未有久痢而肾不损者。"故常用四神丸、附子理中汤加减，用药常选熟附子、干姜、补骨脂、五味子、肉豆蔻、益智仁等。因补骨脂易致肝损伤，不宜量大久用，同时注意监测肝功能。儿童或重度 UC 患者常表现为营养不良，形体消瘦，更需注重健脾补肾。

（四）调和气血，慎用兜涩

刘完素《素问病机气宜保命集》言："下血调气。经曰：溲而便脓血，气行而血止，行血则便脓自愈，调气则后重自除。"向为医家治痢之圭臬。然UC的病机和临床表现较为复杂多变，除调和气血之法贯穿治疗的始终外，亦要注意内涵的变化。如调气之法，气滞宜行气不宜破气，多取木香、枳壳、陈皮，合以白芍等酸柔之品；气郁见焦虑抑郁者宜疏畅宣解，安神定志；气虚见神疲乏力者宜补中益气，用药如前述；气陷见久泄不止，肛门下坠，劳则尤甚，在健脾的基础上合以升清之品，如升麻、葛根、荷叶等。和血之法，血溢、便血宜止血，根据病情分别施以凉血止血、化瘀止血、护膜止血、温摄止血、养血止血等法，注意止血不留瘀；血瘀者宜行血不宜破血动血，药用丹参、三七、失笑散等；瘀热者宜凉血散血，如牡丹皮、赤芍、生地黄等；瘀毒者宜化瘀解毒，如赤芍、紫草、升麻、金银花、白头翁等；血虚者宜养血止血，如当归、白芍、熟地黄、鸡血藤、磁石、苍术、仙鹤草等。如气血壅滞，腹痛而排便不畅，便下脓血者，短期使用大黄以行血导滞。

本病虽以下利脓血为主，且病情愈重，便次愈频，但用药宜通不宜涩，尤不可用罂粟壳等收涩之品，以防诱导中毒性巨结肠。

（五）敛疡生肌，护膜为要

前述根据UC内镜和病理表现，可参内疡之治，在辨证用药的基础上，合以敛疡生肌之品，以保护肠黏膜，促进溃疡愈合，提高溃疡愈合质量。局部用药如上所述，口服处方亦应斟酌选用。如一药二用者，取黄柏、苦参、败酱草、青黛、地榆、土茯苓等；护膜敛疡，如白蔹、紫草、茜草、海螵蛸等；生肌愈疡，如白及、白芷、没药、生黄芪等。

（六）清热解毒，预防癌变

根据最新统计数据，全球范围内结直肠癌发病率上升至第3位，我国结直肠癌发病率已上升至第 2 位，成为严重威胁人民群众生命健康的重大临床问题。而 UC 患者结直肠癌的风险较普通人群显著增加，其危险因素与病程、病变范围、严重的或持续的炎症活动及合并原发性硬化性胆管炎相关。有报道表明，UC 患者在确诊 30 年后结直肠癌的累计患病率高达 17.8%，故阻断其"炎－癌"转化是治疗关注的重点。在临床上除按照共识指南规范处理异型增生的息肉样病变、非息肉样病变外，应充分发挥中医药的扶正祛邪、预防癌变的作用。在清热化湿时，选用具有抗癌作用的药物，如黄芩、苦参、败酱草、椿根皮等，重用薏苡仁，或生熟同用；合并有息肉等癌前病变者，在用黄芪、白术、茯苓等补气健脾的基础上，适量选用莪术、浙贝母等软坚散结、化瘀通络之品，白花蛇舌草、半枝莲、藤梨根等清热解毒、防癌抗变药物，以达预防癌变的目的。

四、验案精选

（一）湿热蕴肠，脉络受损案

吕某，男，34 岁，发病节气：小满。2014 年 5 月 22 日初诊。

主诉：黏液脓血便反复发作 2 年余。

现病史：2 年来，患者黏液脓血便反复发作，2012 年、2013 年 2 次查肠镜均提示"溃疡性结肠炎"。曾口服美沙拉秦（艾迪莎）、醋酸泼尼松片，及使用地塞米松＋锡类散灌肠等治疗，效果不佳。刻下见大便日行 4～5 次，稀便，夹有鲜血及少量黏液，肠鸣时作，左下腹隐痛，偶感肛门坠胀不适，纳谷不香，畏寒怕冷。体格检查：形体消瘦，面色少华。舌质红，苔薄黄微腻，脉细弦。辅助检查：2014 年 5 月 21 日行肠镜检查示溃疡性结肠炎（E3 活动期）。

西医诊断：溃疡性结肠炎（慢性复发型，中度，活动期，广泛结肠）。

中医诊断：久痢。

中医辨证：湿热蕴肠，脉络受损证。

治法：清肠化湿，凉血化瘀。

处方：黄连 3g，黄芩 10g，白头翁 15g，当归炭 6g，木香 6g，炒白芍 15g，地榆 10g，槐花 15g，紫草 15g，茜草 15g，仙鹤草 15g，白蔹 10g，肉桂 2g，炒白术 10g，防风 10g，陈皮 10g，炒薏苡仁 30g，炙甘草 5g。14 剂，水煎服，每日 1 剂。

灌肠方：黄柏 30g，地榆 20g，苦参 10g，白及 10g，石菖蒲 20g，诃子 10g，三七粉 2.5g，锡类散 1.5g。14 剂，浓煎成 100 ～ 120mL，每日 1 剂，灌肠。

二诊（2014 年 6 月 5 日）：患者大便日行 2 ～ 3 次，仍不成形，夹有少量黏液脓血，腹痛已缓，无肛门坠胀，无里急后重，纳谷尚可。舌质红，苔薄黄，左脉细弦，右脉细滑。原方去防风，加怀山药 20g，生黄芪 15g。继服 14 剂，灌肠方不变。

三诊（2014 年 6 月 19 日）：患者大便已成形，日行 1 ～ 2 次，无黏液脓血，有时腹胀，面色转华，纳可。舌质淡红，苔薄白，脉细滑。守方去黄连、白头翁、肉桂、槐花、紫草、茜草、木香，改当归炭为炒当归 6 g，并加入党参 15 g，茯苓 15 g 顾护脾胃。继服 14 剂，巩固疗效，维持缓解。

按： 本病病位大肠，病机为湿热内蕴，脾胃虚弱。脾为后天之本、气血生化之源，司运化水谷精微之职；胃为水谷之海，有受纳腐熟水谷之功。若外感湿热之邪，内犯脾胃，或寒湿久客脾胃，郁而化热，或恣食肥甘厚腻，损伤脾胃，酿生湿热，皆可致肠腑气机不畅，通降不利，血行瘀滞，肉腐血败，脂络受伤，发为本病。本病的病理性质属本虚标实，脾胃虚弱为其本，湿热内蕴为其标。本病分为活动期及缓解期。本案患者属活动期，活动期以邪实为主，湿热为其主要的病理因素。湿热内蕴，熏蒸肠腑，气机受阻，不通则痛，则见腹痛；湿热内踞，清阳不升，清浊相混，则见腹泻；气滞血瘀，脂络受损，血败肉腐为疡，则大便兼有脓血，或纯为血便；肠腑气化失司，传导失职，气机不畅，则见里急后重。

本案患者黏液脓血便反复发作，结合腹痛肠鸣，证属湿热蕴肠、脉络受损，同时伴有面色无华、纳谷不香等脾虚症状。治以清肠化湿，凉血化瘀。

本方中黄连、黄芩、白头翁清肠化湿；地榆、槐花、茜草、紫草、当归炭、仙鹤草凉血化瘀止血；白蔹清热解毒、消痈散结、敛疮生肌，与地榆同用则增强消痈敛疮之功；炒白术、白芍、陈皮、防风取痛泻要方之义调肝健脾；炒薏苡仁与炒白术相配健脾助运；肉桂反佐以温行血脉，且防苦寒败胃；炙甘草调和药性。诸药相伍，共奏清肠化湿、调和气血、标本兼治之功。灌肠方中黄柏、苦参、石菖蒲祛肠腑湿热之标；白及收敛止血，消肿生肌，与三七粉同用，即可加强止血护膜作用，又不致瘀血留滞，配地榆则加强止血敛疮之效；诃子苦酸性涩，能涩肠止泻；锡类散有解毒化腐，愈疡生肌之效。诸药合用，共奏清热祛湿、止血生肌，促进黏膜愈合之效。二诊时患者大便次数减少，大便仍不成形，夹有少量黏液脓血，舌质红，苔薄黄，左脉细弦，右脉细滑，为肠道湿热未净，兼有脾虚之象，治以健脾扶正、清肠化湿，原方去防风，加怀山药20g，生黄芪15g。三诊时患者大便已成形，日行1～2次，无黏液脓血，有时腹胀，面色转华，纳可，舌质淡红，苔薄白，脉细滑，病势已缓，去黄连、白头翁、肉桂、槐花、紫草、茜草，木香，改当归炭为炒当归6g，并加入党参，茯苓，以顾护脾胃，补益气血，巩固疗效，维持缓解。

本病缓解期本虚为主，可兼夹湿热之邪留恋，临证时可少佐黄连、黄芩、秦皮、薏苡仁等清余邪而止泻利。因本病以脾虚为发病之本，故而应重视从脾论治本病，强调脾贵在运而不在补，补脾当以运脾为先，方能补而不滞，临证常用党参、太子参、黄芪、白术、山药、薏苡仁、陈皮、白扁豆等甘平或微温之品。

因UC活动期和缓解期可呈现不同的中医证候学特征，沈教授在UC诊疗时，强调辨病与辨证相结合。UC有多重分级分期方法，如蒙特利尔分期、梅奥评分、Truelove-Witts评分等。故沈教授主张将西医的病情分期和中医的辨证论治相结合，法随证出，方从证走，在本病的治疗上独具匠心。

活动期以祛邪为主，兼顾扶正。沈教授认为，湿热蕴肠是UC病情活动的主要病理因素。中药清肠化湿能有效减轻肠道炎症，诱导病情缓解。沈教授常以芍药汤、葛根芩连汤、白头翁汤等加减。常用中药包括黄连、黄芩、黄柏、苦参、秦皮、土茯苓、白头翁、马齿苋、地锦草、败酱草、椿根皮等。湿热致瘀、瘀热伤络是血便的主要病机，重视凉血化瘀可提高治疗脓血便的疗效。常用中药包括地榆、槐花、紫草、茜草、三七、白及、牡丹皮、赤芍、侧柏叶、丹参等。在辨证论治的同时，沈教授亦不忘从患者个人体质出发，斡旋气血，平调阴阳，以收治本之效。若见患者倦怠乏力，少气懒言，餐后即便，久痢脱肛，当属中气亏虚，清阳不升，配以补益中气、升阳举陷之药，如黄芪、炙升麻、柴胡、荷叶等；若患者素体畏寒怕冷，则加干姜、肉桂等补火助阳之品；若患者素体阳盛血热，症见下痢鲜紫脓血者，加用败酱草、马齿苋、金银花、槐角、紫草以清热解毒，凉血止血；若患者反复便下少量血便，颜色鲜红或深红，心烦失眠，舌红少苔，则为阴虚内热之证，加用生地黄、石斛、牡丹皮、墨旱莲等滋阴凉血之品。

缓解期以扶正为主，兼清余邪。沈教授认为，脾气虚弱为 UC 发病的根本原因之一，也是病情反复发作的病理基础，健脾益气是本病巩固疗效、防止复发的主要治法。UC 病程缠绵，多成正虚邪恋之势，健脾益气、扶正固本是此治疗阶段的主要原则，利于维持缓解，防止本病复发，又能恢复肠道功能，改善营养状况，从而达复运化之职、杜生湿之源之功。常用黄芪、白术、茯苓、山药、党参、芡实、炒薏苡仁等药。缓解期兼有肾亏，兼以补肾固本，可选山药、益智仁、菟丝子、熟地黄等。

（邢敬整理）

（二）大肠湿热案一

张某，男，21 岁，职员，发病季节：立冬。2012 年 11 月 20 日初诊。

主诉：反复腹痛伴黏液脓血便 2 年余。

现病史：患者 2 年前无明显诱因出现反复下腹隐痛，脓血便。2010 年 7 月 20 日于上海某三甲医院完善肠镜示 UC（重度，活动期）。2011 年 1 月 9 日肠镜诊断：UC（中度，活动期）。2012 年 11 月 13 日—11 月 15 日于上海交通大学附属某医院住院治疗，住院期间用类克治疗后出现过敏现象，出院后长期服用美沙拉秦、沙利度胺、激素治疗。目前服用美沙拉秦 1g，每日

3 次；沙利度胺 2 粒，每日 2 次，病情控制欠佳，刻下见大便不成形，日行 5～6 次，兼有脓血。查体：体温 36.5℃，神清，精神萎，面色少华。腹平软，全腹无明显压痛、反跳痛。舌质淡红，苔薄黄，脉滑。辅助检查：血常规示红细胞计数（RBC）5.55×10^{12}/L，血红蛋白（Hb）95g/L；生化全项示白蛋白（ALB）30.8g/L；血沉（ESR）25mm/H；粪常规：隐血（＋）。

西医诊断：溃疡性结肠炎（慢性复发型，广泛结肠型，活动期，中度）。

中医诊断：久痢。

中医辨证：大肠湿热证。

治法：清肠化湿，凉血止痢。

处方：芍药汤加减。黄连 3g，黄芩 10g，败酱草 15g，炒白芍 15g，地榆 10g，槐角 15g，紫草 15g，茜草 15g，仙鹤草 15g，广木香 6g，炒薏苡仁 20g，炙甘草 3g，怀山药 20g。水煎服，每日 1 剂。

灌肠方：黄柏 30g，地榆 20g，苦参 10g，石菖蒲 20g，三七粉 3g，白及 9g，诃子 10g，仙鹤草 30g，紫草 15g。灌肠，每日 1 剂。

二诊（2013 年 1 月 24 日）：患者大便日行 2 次，无黏液脓血，2013 年 1 月 4 日外院血常规、粪常规、肝功能未见异常。舌质红，苔薄白，脉细弱。

处方：黄连 3g，黄芩 10g，败酱草 15g，广木香 6g，紫草 15g，炒白芍 20g，地榆 10g，茜草 15g，赤芍 12g，槐花 15g，仙鹤草 30g，炙甘草 5g，怀山药 20g，炒薏苡仁 30g，白及 10g。水煎服，每日 1 剂。

灌肠方：黄柏 30g，地榆 20g，苦参 10g，石菖蒲 20g，三七粉 3g，白及 9g，诃子 10g，仙鹤草 30g，紫草 15g。灌肠，每日 1 剂。

复诊（2014 年 5 月 13 日）：患者病情稳定，大便日行 1 次，成形，无脓血。舌质红，苔薄白，脉细弱。

处方：生黄芪 15g，炒白术 10g，怀山药 20g，炒白芍 20g，广木香 6g，黄连 3g，黄芩 10g，紫草 15g，仙鹤草 30g，炒薏仁 30g，槐花 15g，益智仁 15g，白芷 10g，茜草 15g，炙甘草 5g。水煎服，每日 1 剂。

灌肠方：黄柏 30g，地榆 20g，苦参 10g，石菖蒲 20g，诃子 10g，仙鹤草 30g，紫草 15g，三七粉 5g。灌肠，每日 1 剂。

复诊（2014年7月4日）：目前大便日行1次，尚成形，饮食如常。舌质红，苔薄白，脉细弦。辅助检查（2014年7月2日）：血常规、粪常规未见异常。

处方：黄芪15g，炒白术10g，炒白芍15g，益智仁15g，黄芩10g，炙甘草3g，炒薏苡仁30g，槐花15g，怀山药20g，白头翁15g，茜草15g，炮姜3g，白及6g，陈皮10g，防风10g，白芷10g，藕节炭20g。水煎服，每日1剂。

灌肠方：黄柏30g，地榆20g，苦参10g，石菖蒲20g，白及9g，醋乌梅10g，紫草15g，仙鹤草20g。灌肠，每日1剂。

随访：患者病情稳定，间断口服中药和灌肠。上海瑞金医院复查肠镜：UC（E3）治疗后好转，部分区域兼散在糜烂和片状充血。恢复正常工作。现已结婚生子。

按：UC的治疗需根据病情变化，虚实转换，以平为期。对于湿热的程度不同，在清肠化湿基本方基础上，适时进行药物转换。不仅定性用药，又定量用药，实现精准治疗。对于湿热较甚，转换用药苦参、土茯苓、败酱草等；便次频多、白多赤少者，转换为秦皮、椿根皮等；血便为主者，转换为马齿苋、地锦草、凤尾草等；湿浊内蕴者转换为藿香、苍术、石菖蒲等。

热毒内盛，瘀热伤络动血者常用方剂：地榆散、槐角丸。便血暗红，加牡丹皮、赤芍、紫草；便血鲜红加生地黄、墨旱莲、侧柏叶；便血，加三七、白及、血竭；便血频，加收涩止血药物，如乌梅、藕节炭、仙鹤草等；肠风动血，酌用防风、荆芥等。

该例患者以反复腹痛伴黏液脓血便为主诉，且使用过生物制剂、激素等多种西药治疗，病情颇为棘手。初诊以标实为主，予芍药汤加减，清肠化湿，凉血止痢。二诊患者大便日行2次，无黏液脓血，随着湿热和热毒的情况及时进行转换治疗。复诊患者病情稳定，大便日行1次，成形，无脓血，病情缓解。后复诊以本虚为主，兼有湿热，且本虚主要为脾虚，兼有肾亏。治疗方案及时转换，实行个体化精准治疗，治以健脾益气，兼以补肾固本，佐以清热化湿。患者病情稳定，正常工作生活。

UC 的治则治法包括：清肠化湿，控制炎症，贯穿始终；凉血化瘀，抗凝止血，修复肠络；敛疡生肌，修复黏膜，促进愈合；清热解毒，预防癌变，逆转病势等多个方面。但临床具体的病证是复杂多变的。沈教授在临床诊治中不仅分期、分级、分部，特别重视个体化辨证施治，根据证型变化采用序贯或转换治疗。

沈教授清肠化湿的基本用药如下：黄连，善清湿热，为治痢要药；黄芩，善清肺与大肠湿热，有止血之功；白头翁，善清肠胃湿热及血分热毒，为治热毒血痢之良药。湿热较甚，转换用药：苦参，善清胃肠湿热；土茯苓，善解湿热之蕴毒；败酱草，清热解毒，消痈排脓，又能活血止痛。病机错杂时，叠加用药：如便次频多，白多赤少，清化兼以固涩，取秦皮清大肠湿热，又能收涩止痢；椿根皮清热燥湿，涩肠止泻，可用于久泻久痢。赤多白少，血便为主，清化兼以凉血，取马齿苋清血分热毒，又能收敛止血；地锦草清血分热毒，又能活血止血；凤尾草清热利湿，解毒止痢，凉血止血。舌苔厚腻，湿浊内蕴者，取藿香芳香化浊；苍术燥湿运脾；石菖蒲化湿开胃。

针对瘀热伤络，络损血溢而便血者，临证基本药物：地榆，凉血止血，兼具收敛护膜之效，善治下焦出血；槐花（角），善清大肠之火热而凉血止血；茜草，善走血分，凉血祛瘀止血。

部分 UC 患者单用中西药治疗未能取得临床应答者，须及早中西医结合治疗以控制病情，待病情稳定进入缓解期后，再以中药为主并辅以小剂量西药维持治疗。大量临床实践证明，采用中西医结合转换治疗方案，能减少激素及免疫抑制剂的用量，使病情保持稳定，并能减少疾病复发，同时减少西药的不良反应，最终达到控制炎症、黏膜愈合、功能重建等多重目标。

（邢敬整理）

（三）溃疡性结肠炎案

孙某，男，14 岁，学生，发病季节：惊蛰。2018 年 3 月 17 日初诊。

主诉：反复脓血便 3 个月余。

现病史：3个月余无明显诱因出现脓血便，日行4~5次，血色暗红，伴腹部隐痛，便后痛减。于连云港某医院就诊，查肠镜示溃疡性结肠炎。口服美沙拉秦缓释片（每天4g）＋双歧杆菌，症状改善。1个月前受凉后脓血便又作，大便日行8~10次，伴腹痛，再次于当地医院住院，经"甲泼尼龙琥珀酸钠、美沙拉秦、双歧杆菌、黄连素"等药物治疗，症状无明显好转，遂来住院。刻下见患者大便日行8~10次，夹有脓血，伴腹痛。查体：体温36.8℃，心率108次/分，呼吸17次/分，血压113/80mmHg。神清，精神萎，心肺（－）。腹部体征：腹平软，脐周压痛，无反跳痛。舌质淡红，苔薄腻，脉细弦。辅助检查：血常规示白细胞计数（WBC）9.20×10⁹/L，RBC 5.07×10¹²/L，Hb 133g/L，中性粒细胞比例72.8%，淋巴细胞比例13.4%；生化全项示ALB 36.3g/L，血糖（GLU）2.86mmol/L；ESR 35mm/h，C反应蛋白（CRP）10.50mg/L；大便常规示隐血（＋）；粪便钙卫蛋白868.7ug/g；粪便病原学示大便培养（－）；EB病毒抗体谱、巨细胞病毒抗体IgM、结核杆菌抗体（－），结核感染特异性T细胞检测（T-SPOT）、肝炎（－），艾滋病病毒（HIV）（－）；肠镜示全结肠各段及直肠血管纹理模糊，黏膜水肿，可见溃疡及陈旧糜烂；腹部立位X线（－），胸部X线（－）。

西医诊断：溃疡性结肠炎（慢性复发型，广泛结肠，活动期，重度）。

中医诊断：久痢。

中医辨证：大肠湿热证。

西医治疗：美沙拉秦缓释片1.0g，每日4次，口服；美沙拉秦栓1.0g，塞肛；配合使用双歧杆菌、丙氨酰谷氨酰胺。

中医处方：黄连3g，黄芩10g，白头翁15g，败酱草15g，炒白芍15g，木香6g，地榆10g，槐花15g，茜草15g，怀山药20g，仙鹤草15g，炙甘草5g。3剂，水煎服，每日1剂。

二诊（2018年3月20日）：入院第3天，患者大便日行10次，夹有脓血，伴腹痛，恶心，食欲不振。舌质淡红，苔薄腻，脉细弦。中医辨证：本虚标实，脾虚湿热证。治法：健脾益气，清化湿热。处方：太子参15g，炒白术10g，茯苓15g，炒薏苡仁15g，怀山药20g，炒白芍15g，广陈皮10g，

127

地榆 10g，槐花 15g，茜草 15g，海螵蛸 20g，黄连 3g，紫苏叶 6g，六神曲 15g，炙甘草 5g。3 剂，水煎服，每日 1 剂。

三诊（2018 年 3 月 23 日）：上方以健脾清肠化湿之法，疗效不著。患者大便次数较多，里急后重，畏寒怕冷，腹部冷痛。舌质淡红，边有齿印，苔白腻，脉细弱。中医辨证为脾肾虚寒，寒湿内生。治拟温补脾肾，涩肠止泻，标本兼治。处方：薏苡附子败酱散合理中汤加减。具体用药如下：炒薏苡仁 20g，制附子 6g（先煎），败酱草 15g，党参 15g，炮姜 5g，炒白术 10g，黄芩炭 10g，白头翁 15g，炒白芍 15g，广陈皮 6g，荆芥炭 10g，地榆 10g，槐花 15g，茜草 15g，海螵蛸 20g，铁苋菜 15g，六神曲 15g。3 剂，水煎服，每日 1 剂。

四诊（2018 年 3 月 26 日）：入院第 10 天，服药 3 剂，患者大便次数每天 5 次，脓血明显减少，腹痛缓解，恶心呕吐缓解，发热不显。舌质淡红，边有齿印，苔薄白，脉细弱。效不更方，守方续服。

入院第 14 天，患者大便日行 2 次，基本成形，无明显黏液脓血，诸证皆平。复查 ESR 10mm/h，CRP 2.22mg/L。出院随诊。

按：《金匮要略》曰："肠痈之为病，其身甲错，腹皮急，按之濡，如肿状，腹无积聚，身无热，脉数，此为腹内有痈脓，薏苡附子败酱散主之。"本方治疗肠痈内脓已成，或慢性反复发作者。《金匮要略方义》曰："薏苡下气则能排脓，附子微用，意在直走肠中屈曲之处。加以败酱之咸寒，以清积热。"全方寒温并用、攻补兼施，用于寒湿瘀血互结者。薏苡仁健脾胃，化湿毒；附子振奋阳气，辛散郁结；败酱草清热排脓，以解瘀毒。三药合用，具有温清并用、虚实同调之功，甚合本病。方中党参、炮姜、炒白术取理中汤之义，温补中阳，以助通阳化湿。本病标多湿热，本多虚寒，但临床常见虚实兼夹、寒热错杂之候。脾胃虚弱，湿盛阳微，或过用苦寒之品，日久伤阳，由热转寒；脾虚生湿，久蕴化热，或过用温燥之品，由寒转热，或寒热错杂；临证当明辨寒热，常法无效时，当审证求因，药随证转；长期使用清热药和各种西药，常见阳气不足，寒之无效，注意温阳。

UC 热证见腹泻，便下黏液脓血，色鲜红或紫黑，浓厚黏稠腥臭，腹痛，里急后重，口渴喜饮，小便短赤，舌红，苔黄，脉滑，方药选择白头翁汤。寒热夹杂证见下痢稀薄，夹有黏冻，反复发作，腹痛绵绵，畏寒怕冷，口渴不欲饮，舌质红或舌淡红，苔薄黄，脉弦或细弦，方药选择乌梅丸、半夏泻心汤。寒证见大便稀薄，夹有白冻，或完谷不化，甚或滑脱不禁，腹痛喜温喜按，形寒肢冷，腰膝酸软，服用寒凉药加重，舌淡苔白，脉细，方药选择附子理中汤、薏苡附子败酱散、四神丸。

观本例患者，入院第 5 天病情无明显改善，大便日行 10～20 次，夹有便血，里急后重，伴恶心、纳差、恶寒发热。家属出于经济考虑，拒绝转换生物制剂。予氢化可的松 150mg/d 静脉滴注。入院第 7 天，大便次数略有减少，日行 10 余次，但腹痛仍作，伴恶心，腹部冷痛，神疲乏力，形寒肢冷。亟待解决的难点：静脉激素需尽早转为口服；激素使用 2 天，大便次数略减少，仍未达理想疗效；中药清肠化湿疗效欠佳，大便次数多，每日 10 余次，夹有脓血，里急后重明显；证候转变，见阳气不足之象，腹部冷痛，神疲乏力，形寒肢冷。三诊转换治疗，予薏苡附子败酱散合理中汤加减。两周后患者大便日行 2 次，基本成形，诸证皆平。

临床中需重视温药的使用。常用药物：干姜、炮姜、肉桂、附片。便血者，多选炮姜；腹痛者，多选干姜、肉桂；脾肾阳虚者，选附片。常在方中反佐温药以防苦寒伤阳，湿盛则阳微，温阳以助通阳化湿；寒凝则脉络不畅，温通有助止痛；脾胃虚寒则运化无力，温摄有助止泻，临证应注意阳虚体质的辨识，复杂证候者常寒温并用。

沈教授认为 UC 病机复杂，总属本虚标实，虚为正气不足，脾肾两虚；实为湿热瘀毒，蕴羁肠道，相互为害，共同参与疾病的发生、发展过程。疾病活动期多属实证，主要病机为湿热蕴肠，气血不调，重者以热毒、瘀热、痰浊等病理因素，搏结肠道，病情缠绵，愈衍愈重；缓解期多属虚实夹杂，主要病机为脾虚湿滞，运化失健，可兼有肝郁、肾虚、肺虚、阳虚的临床证候特征，病程迁延日久，还可兼夹瘀血、浊毒等滞留肠腑，易转变为虚实寒热错杂的复杂病机。

沈教授认为，不论 UC 处于活动期还是缓解期，湿热始终贯穿于整个发病过程，湿热蕴肠是 UC 病情活动的主要病理因素，其差别仅在邪势盛衰不同，清化湿热，凉血散瘀，邪去则正安。沈教授常投以芍药汤、葛根芩连汤、白头翁汤等加减。清热化湿具体用药多以清热燥湿如黄连、黄柏、苦参、黄芩、败酱草、白头翁等苦寒之类为主，常合用如藿香、苍术、砂仁、豆蔻之类芳香辛温以化湿，茯苓、猪苓、薏苡仁、车前子等甘淡实脾以利湿，从而加强祛邪之力。沈教授特别强调在用苦寒药时反佐肉桂、炮姜等以防苦寒败胃。

UC 以脾虚为发病之本，补脾、运脾是主要治则。脾贵在运而不在补，补脾当以健脾为先，方能补而不滞，尤其在缓解期，常选用参苓白术散、补中益气汤、理中汤等方临证加减。脾为先天之本，肾为后天之本，脾主运化，化生精微，须借助肾阳的温煦，而肾之功能的正常，有赖脾化生精微的滋养。沈教授认为脾肾亏虚是炎症性肠病发病及缠绵难愈的关键，是决定其预后的重要因素。《医宗必读·痢疾》云："痢之为证，多本脾肾。脾司仓廪，土为万物之母，肾主蛰藏，水为万物之元……然而尤有至要者，则在脾肾两脏，如先泻而后痢者，脾传肾为贼邪难疗，先痢而后泻者，肾传脾为微邪易医，是知在脾者病浅，在肾者病深，肾为胃关，开窍于二阴，未有久痢而肾不损者。"UC 患者肠腔常有溃疡，与外科"痈疡"有相似之处。对于表现为寒热错杂或寒证的 UC 患者，沈教授审病求机，辨证施治，常予薏苡附子败酱散合理中汤加减，用药常酌加熟附子、干姜、炮姜、肉桂、益智仁等，往往效如桴鼓。

（张露整理）

（四）脾虚湿蕴案

孙某，女，13 岁，学生，发病节气：芒种。2019 年 6 月 19 日初诊。

主诉：黏液脓血便间作 3 年余，加重伴发热 1 周。

现病史：3 年余前无明显诱因出现脓血便，日行 3～4 次，血色暗红，伴下腹痛，里急后重，无发热，无恶心呕吐。2016 年 3 月及 2016 年 11 月于当地医院行两次肠镜均提示溃疡性结肠炎。至首都医科大学附属北京医院就诊，予柳氮磺吡啶、激素治疗后好转。好转后激素逐渐减量。强的松减量至 10mg/d，脓血便又作，日行 5～6 次，遂来就诊，口服中药和美沙拉秦（莎尔福）3g/d，逐渐停用激素，病情控制尚可。1 周前患者症状加重伴发热，为求系统治疗住院。刻下见大便日行 10～12 次，夹有脓血，脐周腹痛，恶寒发热，纳差，口干。查体：体温 38.4℃，心率 134 次/分，呼吸 17 次/分，血压 126/72mmHg，神清，精神萎，心肺（－），腹部体征：腹平软，脐周轻压痛，无反跳痛。舌质淡红，苔薄腻，脉细滑数。既往史：有"甲亢"病史，服用"甲硫咪唑"病情控制尚可。辅助检查：血常规示 WBC $13.45×10^9$/L，RBC $5.05×10^{12}$/L，Hb 88g/L，中性粒细胞比例 70.8%；生化全项 ALB 27.3g/L，Ca 2.01mmol/L；ESR 30mm/H，CRP 25mg/L；大便常规示隐血（＋）；抗核抗体（ANA）（－），抗中性粒细胞胞浆抗体（ANCA）（－）；粪便病原学示大便培养（－）；巨细胞病毒抗体 IgM、结核杆菌抗体（－），T-SPOT、EB 病毒 DNA、肝炎（－）；HIV（－）；肠镜：直肠至结肠肝曲可见片状充血出血水肿，散在浅表糜烂；余结肠各段黏膜光整，血管纹理清晰，未见明显溃疡、息肉。病理：黏膜慢性炎，糜烂，见隐窝脓肿。血培养、凝血功能、胸部 X 线、心电图均未见异常。

西医诊断：溃疡性结肠炎（慢性复发型，广泛结肠，活动期，重度）。

中医诊断：久痢。

中医辨证：脾虚湿蕴证。

西医治疗：抗炎，抗感染，补液，调节肠道菌群等。美沙拉秦片（莎尔福）1.0g，每日 4 次，口服；能全素，哌拉西林他唑巴坦等其他对应治疗。

中医治法：健脾止痢，清肠化湿。

处方：党参 15g，炒白术 10g，炮姜 5g，怀山药 20g，黄芩 10g，炒白芍 15g，炒当归 6g，石斛 15g，地榆 10g，槐花 15g，茜草 15g，海螵蛸 20g，陈皮 10g，防风 10g，神曲 15g，炙甘草 5g，仙鹤草 15g。3 剂，水煎服，每日 1 剂。

二诊（2019 年 6 月 22 日）：此时患者发热为主要矛盾，舌质红，苔薄黄，脉细弦数。病机考虑：少阳不和，枢机不利，相火偏盛，阳明受戕。治法：和解少阳，清泄邪热。处方：小柴胡汤加减。具体用药如下：柴胡10g，黄芩10g，党参15g，法半夏6g，防风10g，炒白芍15g，炒白术10g，广陈皮10g，黄连3g，白头翁15g，地榆10g，青蒿20g，六神曲15g，金银花15g，葛根15g，大豆黄卷15g，炒薏苡仁20g，怀山药20g，生甘草3g。水煎服，每日1剂。

三诊（2019年6月26日）：入院第8天，服药2剂后患者体温降至正常，住院期间未再发热，静脉激素转换口服泼尼松40mg/d。舌质红，苔薄黄，脉细滑。转换中药方剂，治拟清肠化湿，凉血止痢。处方：芍药汤合白头翁汤加减。具体用药如下：黄连3g，黄芩10g，白头翁15g，地榆10g，槐花15g，炒白芍15g，炒白术10g，陈皮10g，防风10g，山药20g，炒薏苡仁20g，炮姜3g，葛根15g，六神曲15g，炙甘草5g。水煎服，每日1剂，早晚分服。

入院第14天，患者大便日行2～3次，无脓血、发热，进食量增，予以出院。

按：小柴胡汤出自张仲景《伤寒论》。"伤寒五六日，中风，往来寒热，胸胁苦满，默默不欲饮食，心烦喜呕，或胸中烦而不呕，或渴，或腹中痛，或胁下痞硬，或心下悸，小便不利，或不渴，身有微热，或咳者，小柴胡汤主之。"使用指征："但见一证便是，不必悉具。"

该例患者入院第3天，发热仍作，呈寒热往来之势，大便日行10余次，伴腹痛，里急后重，伴恶心，纳差。予氢化可的松150mg/d静滴，血象高，加强抗感染，哌拉西林他唑巴坦联用甲硝唑。入院第6天，便次数稍减少，日行6～7次，但反复高热，最高达39.0℃。此时拟方小柴胡汤加减，以和解少阳，清泄邪热。临床见寒热往来之症，多为邪在半表半里，邪正交争，少阳枢机不利，开合失司。少阳相火炽盛，克犯阳明燥金，少阳阳明同病，发热不退，毋忘和解少阳。根据病情程度的不同，转换用药。

服药2剂后，患者体温降至正常，住院期间未再发热，转换中药方剂为芍药汤合白头翁汤加减，治拟清肠化湿，凉血止痢。入院第14天，诸症缓解，进食量增，病情缓解。

小柴胡汤主治的伤寒少阳证：往来寒热，胸胁苦满，默默不欲饮食，心烦喜呕，口苦，咽干，目眩，舌苔薄白，脉弦者。热入血室证：妇人伤寒，经水适断，寒热发作有时；黄疸、疟疾以及内伤杂病而见少阳证。临床上用于治疗感冒、流行性感冒、疟疾、慢性肝炎、肝硬化、胆汁反流性胃炎、胃溃疡等病。该患儿发热，呈寒热往来之势，伴恶心，纳差，西药予氢化可的松、哌拉西林他唑巴坦联用甲硝唑抗感染，仍未奏效。沈教授适时予小柴胡汤加减，以和解少阳，清泄邪热。遣方柴胡配黄芩：柴胡味苦微寒，气质轻清，以疏少阳经中之邪热；黄芩苦寒，气味较重，可清少阳胆腑之郁火。半夏配生姜：辛散以佐柴胡、黄芩疏郁逐邪；调理胃气，降逆止呕；化痰消饮以利三焦畅达。人参、甘草、大枣：一则扶正祛邪；二则防邪内入。原方基础上加用透解药，如青蒿、葛根、金银花、大豆黄卷等，以清泄阳明之热，解肌散邪，亦寓黄芩汤、蒿芩清胆汤之意。

沈教授常运用六经辨证和经方治疗UC，他认为UC的发展变化规律与六经传变理论"实则阳明，虚则太阴"相符合。UC活动期，多为邪犯三阳，此时邪实为主，而正气未衰，临床表现为热利下重，肛门灼热，以阳明肠腑热盛，与湿相结，滞于肠道，搏结气血，损肠伤络为主要病机，邪在太阳、少阳均需内犯阳明方可致泻利。UC病程迁延日久，多病入三阴，往往寒热、虚实并见，病机复杂，三阴下利，关键在太阴，随病机转化，可演变为少阴、厥阴下利或相兼为病。病在太阴脾，从寒化易伤少阴肾之阳气，致少阴寒化证。热化内耗厥阴肝血，从而演变为厥阴热利。厥阴乃两阴交尽，寒热进退，易致寒热错杂，正虚邪恋，可出现久利不止。太阴脾虚引厥阴肝气乘袭，则见痛利时作。

（张露整理）

（五）大肠湿热案二

周某，男性，23岁，工人，发病节气：处暑。2015年8月25日初诊。

主诉：黏液血便间作3个月余，再发伴食欲不振半个月。

现病史：3个月前因"反复腹泻、黏液脓血便"于当地三甲医院查肠镜为溃疡性结肠炎，予以泼尼松（35mg/d）、美沙拉秦片（4g/d）、培菲康（双歧杆菌三联活菌散）治疗，好转后激素逐渐减量，减量至15mg 每日1次时，黏液脓血便又作，每天10～20次，伴腹痛，当地三甲医院住院治疗，复查肠镜示溃疡性结肠炎，全腹CT增强：局部肠壁增厚、水肿，考虑炎症。大便培养（−），巨细胞病毒抗体等感染指标（−），肿瘤指标（−），胃镜：慢性浅表性胃炎。甲强龙40mg 静滴5天，食欲不振，大便次数多，伴脓血便，体重减轻8kg，转入江苏省中医院。第一次（发作时）肠镜：进镜80cm，肠腔扭曲不能继续进镜，所见肠管壁满布溃疡，黏膜弥漫性糜烂，表面附有脓液。病理：结肠活动性重度慢性炎，可见隐窝脓肿。第二次（3个月后复发）肠镜：（直肠、降结肠、横结肠中段）黏膜充血，水肿，多处见散在溃疡及多发性糜烂，触之易出血。入院时：食欲不振为主要矛盾，食欲不振，进食则恶心欲吐；大便日行10余次，夹有黏液脓血，下腹部隐痛，里急后重、排便不尽感，精神萎靡。查体：体温36.7℃，心率85次/分，呼吸20次/分，血压118/78mmHg。神清，精神萎，心肺（−）；腹部体征：腹软，肝脾肋下未及，下腹轻压痛，无反跳痛，肠鸣音稍活跃，双下肢无浮肿。舌质淡红，苔薄黄腻，脉滑数。辅助检查：血常规示WBC 11.25×10^9/L，中性粒细胞比例70.1%，Hb 173g/L，血小板（PLT）322×10^9/L；生化全项示钾 3.38mmol/L；ESR 2mm/h，CRP 6.7mg/L；大便常规示隐血（＋）；肿瘤指标（−）；粪便病原学示大便培养（−）；EB病毒抗体谱、巨细胞病毒抗体IgM、结核杆菌抗体（−），T−SPOT、肝炎（−）；HIV（−）；全腹部CT：直肠及乙状结肠壁增厚伴周围渗出，考虑炎性肠病可能。凝血功能、胸部X线均未见异常。

西医诊断：溃疡性结肠炎（慢性复发型，广泛结肠，活动期，中重度）。

中医诊断：久痢。

中医辨证：大肠湿热证。

西医治疗：抗感染，补液，调节肠道菌群等。美沙拉秦片1g，每日4次，口服；配合使用地塞米松、生理盐水灌肠，以及环丙沙星和奥硝唑。

中医治法：醒脾化浊，开噤止痢。

处方：开噤散加减。党参15g，黄连3g，石菖蒲6g，丹参15g，石莲子 15g，茯苓 15g，广陈皮 10g，冬瓜子 15g，荷叶 15g，炒薏苡仁 30g，白芍 15g，广木香 6g，六神曲 15g，炒稻芽 20g，炒麦芽 20g，地榆 10g，槐花 15g，广藿香 10g，生甘草 3g。3 剂，水煎服，早晚分服。

二诊（2015 年 9 月 1 日）：入院第 8 天，患者纳可，大便日行 5～10 次，夹有脓血，伴里急后重。舌质红，苔薄黄，脉小滑。治法：清肠化湿，凉血止痢。处方：芍药汤合白头翁汤加减。具体用药如下：黄连 3g，黄芩 10g，白头翁 15g，秦皮 12g，白芍 15g，白蔹 10g，木香 6g，地榆 10g，槐花 15g，茜草 15g，白术 10g，炒薏苡仁 30g，炒山药 20g，六神曲 15g，陈皮 10g，生甘草 5g，炮姜 3g。水煎服，每日 1 剂，早晚分服。同时停用激素灌肠，改用中药灌肠，具体方药如下：黄柏 30g，地榆 20g，苦参 10g，石菖蒲 20，诃子肉 10g，紫草 15g，紫珠叶 20g，乌梅 10g。浓煎，每晚灌肠。

三诊（2015 年 9 月 7 日）：入院第 14 天患者大便基本成形，日行 2 次，无脓血，食欲如常，粪常规隐血阴性，患者好转出院。出院带药：美沙拉秦 4g/d，双歧杆菌，中药口服方，中药灌肠方。

按： 难治性 UC 采用中西医结合治疗，并根据病情采取不同的治疗模式，重视辨证施治，注意正邪之间的关系，顾护胃气。健脾化湿可以改善患者的脾胃运化功能，增加食欲，有利于进食及服药。脾气健则水谷精微吸收输布如常，气血津液得以生化，有助于缓解症状；通过顾护胃气，恢复消化功能，最终改善患者的营养状况。方剂常选用异功散、香砂六君子汤、补中益气汤、补气运脾汤等加减。常用药物：黄芪、党参、白术、怀山药、薏苡仁、茯苓、砂仁、陈皮，参以枳壳、木香、苍术、藿香等运脾之品。

《医学心悟》云："开噤散，治呕逆食不入，书云：食不得入，是有火也，故用黄连。痢而不食，则气益虚，故加人参。虚人久痢，并用此法。人参、川黄连（姜水炒）各五分，石菖蒲（不见铁）七分，丹参三钱，石莲子（去壳，即建莲中有黑壳者）、茯苓、陈皮各一钱五分，陈米一撮、冬瓜仁（去壳）一钱五分，荷叶蒂二个。水煎服。"开噤散具有泄热和胃、化湿开噤之功效。主治噤口痢属湿热蕴结者。症见下痢赤白，脘闷，呕恶，不食，口气秽臭，舌红苔黄腻，脉滑数。该患者初诊以食欲不振为主要矛盾，不思纳谷，进食则恶心欲吐；大便日行 10 余次，夹有黏液脓血，下腹部隐痛，里急后重、排便不尽感，故予开噤散加减以醒脾化浊，开噤止痢。二诊患者纳可，脓血便为主要矛盾，方选芍药汤合白头翁汤加减，同时加用白术、怀山药、薏苡仁、陈皮、木香等健脾、运脾，患者 2 周即食进病减，好转出院。

营养障碍是 UC 患者常见的临床表现。营养障碍包括营养不良和营养风险。营养不良是由于机体结构和功能发生改变，最终导致营养供给、消化、吸收和需求不平衡的病理状态，是指因能量、蛋白质或其他营养素缺乏或过量，对机体功能乃至临床结局发生不良影响的现象，是当前存在的异常。营养风险不是指发生营养不良的风险，而是指现存的或潜在的营养因素导致患者出现不良临床结局（包括增加手术后感染等并发症增加、延迟术后恢复及延长住院日等）的风险。UC 患者的营养不良和营养风险常见，原因复杂，包括进食可诱发或加重腹痛、腹泻等症状，导致患者畏惧进食，常自我限制饮食，以至长期摄食不足，最终导致营养物质摄入减少。由于肠道炎症和 / 或脑肠轴异常导致肠道感觉异常和蠕动过快，影响了肠道的消化和吸收。各种原因所致肠道微生态异常影响了食物在肠道的消化和吸收。肠道及肠外炎症或并发感染导致高分解代谢状态，能量消耗相对增加，大量的营养物质丢失。营养不良和营养风险危害严重，可导致病情加重，影响疗效，改变疾病进程，影响预后，影响儿童患者的生长发育，影响育龄期妇女的受孕、妊娠及胎儿发育，增加住院率和手术率，增加术后并发症风险，影响术后恢复，增加诊疗成本，降低生活质量等。

中医认为，脾气虚弱为 UC 发病的内因，也是病情反复发作的病理基础，健脾益气是巩固疗效、防止复发的主要治法。UC 病程缠绵，多呈正虚邪恋之势，健脾益气、扶正固本是此治疗阶段的主要原则。故以中药健脾益气为主，结合西药抗炎治疗，既利于维持缓解，防止本病复发，又能恢复肠道功能，改善营养状况，从而复运化之职，杜生湿之源。常用黄芪、白术、茯苓、山药、党参、芡实、炒薏苡仁等药。沈教授在治疗难治性及病史较长、营养状态欠佳的 UC 时，尤其是未成年儿童，特别注重健脾化湿，顾护胃气。所谓"有胃气则生，无胃气则死"是也。中医药辨证施治 UC，不仅可控制病情发展，又能改善患者营养状态，降低营养风险。对未成年儿童患者而言，更是具有促进生长发育、防止因病致残的重要意义。

（胡静怡整理）

（六）大肠湿热案三

吴某，男，50岁，工人，发病季节：小满。2014年5月21日初诊。

主诉：腹痛间作5个月余，伴黏液脓血便半月余。

现病史：患者5个月无明显诱因下出现阵发性隐痛，以左下腹为主，便前腹痛明显，便后缓解，当地予抗感染等治疗后稍缓解。半月前患者无明显诱因出现腹痛加重，大便每日6～10次，粪便质稀不成形，夹有不消化食物，伴黏液脓血，有肛门坠胀灼热感，无里急后重，病程中患者体温时常波动，发热，最高体温39.5℃，时有盗汗，无纳差、乏力，于5月20日至门诊查肠镜示溃疡性结肠炎（活动期，全结肠）。为进一步诊治收住入科。查体：体温38.1℃，心率88次/分，腹软，下腹轻压痛，无反跳痛。舌红，苔白腻，脉滑数。既往史：既往有HBsAg(＋)，定期查肝功显示正常，未治疗；1985年因右眼外伤行手术治疗，术中输血。肠镜（2014年5月20日）：阑尾开口周围充血、糜烂且多发性息肉形成。升结肠、横结肠、降结肠、乙状结肠黏膜充血水肿，多发糜烂及浅溃疡形成，表面可见脓性分泌物附着，黏膜质脆，触之易出血。大便常规：隐血试验（＋）；粪培养（－）。血常规：血红蛋白118g/L。C反应蛋白37.60 mg/L，超敏C反应蛋白49 mg/L。血清白蛋白32g/L。ESR 70mm/H。抗中性粒细胞胞浆抗体（cANCA）（＋）、抗蛋白酶3抗体（＋）。乙肝五项：HBsAg＞250.00 IU/mL，HBeAb 11.59S/CO。心电图：窦性心动过速。Mayo评分：12分。

西医诊断：溃疡性结肠炎（初发型，全结肠型，活动期，重度）。

中医诊断：久痢。

中医辨证：大肠湿热证。

西医治疗：美沙拉秦（艾迪莎）1g，每日4次，口服；培菲康420mg，每日3次，口服；可乐必妥针0.5g，奥硝唑针0.5g，每日1次，静滴。

中医治法：清热解毒，凉血止痢，清肝护肠。

处方：白头翁合黄芩汤加减。白头翁 15g，川黄连 3g，黄芩 10g，川黄柏 10g，秦皮 10g，地榆 10g，白芷 6g，合欢皮 10g，藿香 10g，茜根炭 10g，三七粉 5g，赤芍 12g，白芍 15g，炙甘草 3g，白薇 10g，青蒿 10g，木香 6g，紫草 10g，紫珠 15g，当归 6g。水煎服，每日 1 剂，早晚分服。灌肠方：黄柏 30g，苦参 10g，地榆 20g，石菖蒲 20g，白及 9g，三七粉 3g，诃子 10g，紫草 15g，紫珠叶 15g，锡类散 1.5g。浓煎灌肠，每晚 1 次。

二诊（2014 年 5 月 27 日）：患者灌肠保留时间短暂，黏液血便每日 8 次，偶有少量鲜血，伴有阵发性腹痛，便后缓解，肛门坠胀灼热感明显，无里急后重，最高体温 37.3℃。舌红，苔白腻，脉滑数。处方：黄连 3g，黄芩 10g，白头翁 15g，当归炭 6g，地榆 10g，槐花 15g，紫草 15g，白及 10g，白术 10g，生甘草 5g，陈皮 10g，白芍 15g，防风 10g。水煎服，每日 1 剂，早晚分服。灌肠方：黄柏 30g，苦参 10g，地榆 20g，紫珠 15g，仙鹤草 30g，白及 10g，生甘草 6g。浓煎灌肠，每晚 1 次。

三诊（2014 年 6 月 2 日）：患者大便每日 3 次，质软、半成形，黏液脓血较前明显减少，腹痛较前缓解，无里急后重。无恶心呕吐，体温 37.1℃。舌红，苔白腻，脉滑数。口服方剂效方同前，灌肠方剂调整如下：黄柏 30g，苦参 10g，地榆 10g，紫珠 15g，仙鹤草 30g，白及 10g，生甘草 6g。浓煎灌肠，每晚 1 次。

四诊（2014 年 6 月 9 日）：患者大便每日 2 次，软便，无黏液脓血。腹痛较前明显缓解，体温正常。舌红，苔薄白，脉滑。辅助检查：超敏 C 反应蛋白 <1 mg/L；血常规：白细胞计数 6.07×10^9/L，Hb 125g/L，中性粒细胞绝对值 1.43×10^9/L，中性粒细胞百分比 23.5%、淋巴细胞百分比 63.9%；粪常规：隐血（−）。带药出院。

按：UC 是难治性疾病，肝脾失调是其主要病机之一。肝主疏泄，脾主运化，是维持人体正常消化功能的重要机制。《素问·灵兰秘典论》谓"脾胃者，仓廪之官，五味出焉"，《素问·宝命全形论》云"土得木而达"。肝失条达，脾失健运，湿邪内生，气血失调，是导致肠络损伤、传导失司的主要因素。木不疏土，脾土壅滞，湿邪内生；木旺乘土，脾胃受损，运化不健；木郁化火，生风动血，损伤肠络；脾胃不足，土虚木乘，肝脾失调；中气不足，木失升发，清阳下陷；厥阴受邪，寒热往复，气血失和。从而表现出泄泻，腹痛腹胀，矢气频作，泻而不畅，便血或脓血便，性情急躁易怒，腹痛腹泻，泻后痛减，肠鸣不适。

调肝理脾法是溃疡性结肠炎的常用治法。以木不疏土，脾土壅滞、湿邪蕴阻为主要病机者予疏肝运脾，化湿止泻；木旺乘土，脾胃受损的患者宜泻肝平木，健脾助运；便血及脓血便源于肝经郁火、生风动血者，应予清肝经之郁火，凉血宁络；土虚木乘，腹痛下利者，病机以脾虚为主者，治当扶土抑木，调和肝脾；中气不足，清阳下陷者当补中益气，升阳举陷；厥阴受邪，热利下重，便下脓血者，治当清热解毒，凉血止痢。

分析此患者，UC兼有乙型病毒性肝炎携带，病机复杂。患者腹痛，便下黏液脓血，肛门灼热，往来寒热，辨证属大肠湿热，兼木郁化火，厥阴受邪，寒热往复，一诊予白头翁汤以清热解毒，凉血止痢，合黄芩汤以清肝护肠，加赤芍、地榆、紫草、紫珠叶、茜根炭、三七粉、当归等凉血化瘀，木香、藿香、白芷、合欢皮芳香化湿，行气解郁等。因患者时有发热，最高体温39.5℃，盗汗，予白薇、青蒿清热凉血透邪。二诊患者体温已降，最高体温37.3℃，偶有少量鲜血，伴有阵发性腹痛，便后缓解，遂减白薇、青蒿等药，予痛泻要方以柔肝调脾、缓急止痛，槐花清热凉血、止血，白及护膜愈疡。三诊、四诊后诸症皆平，好转出院。

《素问·藏气法时论》言"肝苦急，急食甘以缓之""肝欲散，急食辛以散之，用辛补之，酸泻之""脾苦湿，急食苦以燥之""脾欲缓，急食甘以缓之，用苦泻之，甘补之"，奠定了疏肝、柔肝、泻肝、运脾、补脾、燥脾等调肝理脾法的五味补泻用药法则。UC证属疑难，病情反复，病机复杂，多见虚实夹杂，寒热错杂。沈教授运用调肝理脾法治疗溃疡性结肠炎，通过对患者的临床症状、病因病机的分析，根据患者肝脾两脏矛盾主次的问题，综合运用清化湿热、凉血化瘀、调气和血、疏肝运脾、泻肝平木、清肝顾脾等法，遣方用药有条不紊，法度森严，起到了良好的效果。

根据《炎症性肠病诊断与治疗的共识意见（2018 年·北京）》，重度 UC 患者静脉用糖皮质激素为首选。《炎症性肠病合并机会性感染专家共识意见》显示，糖皮质激素可诱发乙型肝炎病毒再激活，国外有多项 UC 患者使用糖皮质激素出现 HBV 再激活甚至发生肝衰竭的报道。指南推荐：拟进行免疫抑制剂治疗 HBsAg（＋）的 UC 患者，无论 HBV DNA 水平高低，需预防性使用核苷（酸）类抗病毒治疗，抗病毒治疗应在糖皮质激素、免疫抑制剂治疗前 1～2 周开始。长期使用抗病毒药物还会出现耐药、副作用等。因此对该患者，西医无论选择糖皮质激素、免疫抑制剂还是生物制剂等诱导缓解，均存在较大的病毒激活风险，且需先行抗病毒治疗 1～2 周。该患者病情急重，高热，腹痛、黏液脓血便明显，需迅速控制症状，缓解病情。沈教授运用中医辨证施治，充分发挥中医特色，迅速控制了病情，达到临床缓解，显示中医药不仅可以诱导轻中度 UC 的临床缓解和黏膜愈合，对重度 UC 病情的快速缓解亦为一重要且有效的治疗手段。

（胡静怡整理）

【参考文献】

［1］吴开春，梁洁，冉志华，等.炎症性肠病诊断与治疗的共识意见（2018 年，北京）［J］.中华消化杂志，2018，38（5）：292-311.

［2］杨红，冉志华，刘玉兰，等.炎症性肠病合并机会性感染专家共识意见［J］.中华消化杂志，2017，37（4）：217-226.

［3］中华医学会消化病学分会炎症性肠病学组，中华医学会肠外与肠内营养学分会胃肠病与营养协作组.炎症性肠病营养支持治疗专家共识（第二版）［J］.中华炎性肠病杂志，2018，2（3）：154-172.

［4］Sandborn WJ，Targan SR，Byers VS，et al. Andrographis paniculata extract

［HMPL-004］for active ulcerative colitis［J］. Am J Gastroenterol 2013，108（1）：90-98.

［5］Naganuma M，Sugimoto S，Mitsuyama K，et al.Efficacy of Indigo Naturalis in a Multicenter Randomized Controlled Trial of Patients With Ulcerative Colitis［J］. Gastroenterology，2018，154（4）：935-947.

［6］沈洪，张声生，王垂杰，等．中药分期序贯治疗轻中度溃疡性结肠炎 111 例疗效观察［J］.中医杂志，2011，52（13）：1108-1111.

［7］Siegel RL，Miller KD，Fuchs HE，et al. Cancer statistics，2022.CA Cancer J Clin. 2022，72（1）：7-33.

［8］Xia C，Dong X，Li H，et al. Cancer statistics in China and United States，2022：profiles，trends，and determinants.Chin Med J（Engl）. 2022，135（5）：584-590.

周建华

一、医家简介

周建华（1961—　），男，主任医师，全国第六批老中医药专家学术经验继承工作指导老师，长春中医药大学附属医院肛肠科主任，二级教授、硕士研究生导师、博士研究生导师、中医外科教研室主任。第二批吉林省名中医，吉林省"五一劳动奖章"获得者，吉林省医德楷模。中华中医药学会肛肠分会副会长，中国中医药研究促进会肛肠分会副会长，中华中医药教育学会肛肠分会副会长，吉林省中医药学会肛肠专业委员会主任委员。他在溃疡性结肠炎的治疗中对经方及其类方的运用有独到的体会和理解，擅长以半夏泻心汤、生姜泻心汤、甘草泻心汤三方变化施治。并且他注意到溃疡性结肠炎虽有出血，但治不以止血为主，而是要"活血止血"；针对"伏邪"致病者，不忘以"逆流挽舟法"治之。他主导研发的"五味消澼洗液"荣获吉林省科技进步奖三等奖，成为长春中医药大学附属医院院内制剂，是目前院内治疗溃疡性结肠炎的常用灌肠药。周建华教授内外兼修，其所独创的"扳机点"注射术治疗直肠脱垂，亦获吉林省科技进步奖三等奖，为直肠脱垂的治疗由繁入简开创了新思路、新方法。

二、学术思想

（一）病名来源

溃疡性结肠炎是 1859 年 Wilks 首先提出的医学名词，在中医古代文献中并无相关记载。但就其症状而言与"肠澼""久痢""泄泻""腹痛"等疾病的临床表现相类似。早在先秦时期的《黄帝内经》就曾论述其相似症状，如《素问·至真要大论》中提到"赤白""赤沃"的相关论述，《素问·太阴阳明论》中记载"食饮不节，起居不时者，阴受之……阴受之则入五脏……入藏则腹满闭塞，下为飧泄，久为肠澼"。春秋战国时期卢医扁鹊所著的《难经·五十七难》提及"五泄"概念，并对其病因病机做出了阐释。汉代张仲景在《金匮要略·呕吐哕下利病脉证治第十七》中将痢疾与泄泻统称为下利。隋代巢元方的《诸病源候论》中首次提出了"痢"的记载，并将其分成了"水谷痢、赤白痢、赤痢、血痢、脓血痢、冷痢、热痢、冷热痢、杂痢、白滞痢、蛊注痢、肠蛊痢、休息痢"十三种。由宋代太平惠民合剂局编写、陈师文主持编撰校正的《太平惠民和剂局方》中则首先出现了"痢疾"的一词，提出："皆因饮食失调，动伤脾胃，水谷相拌，运化失宜，留而不利，冷热相搏，遂成痢疾。"张介宾在所著的《景岳全书》中提出下痢与泄泻在病情轻重程度、病因病机这两方面不同："有言肠澼者，即下痢也，然痢之初作，必由于泻，此泻之与痢本为同类，但泻浅而痢深，泻轻而痢重。泻由水谷不分，出于中焦；痢以脂血伤败，病在下焦。"UC 的中医病名归属，目前尚无定论。UC 的分期、分型及病变部位的不同均可能有不同的临床表现，其中医病名亦各不相同。如 UC 活动期黏液脓血便等症状较为明显，这与"肠澼""肠风"等的症状特点类似；而反复发作、迁延不愈、时作时止的慢性复发型 UC 则与"休息痢"的特点相符；当 UC 进入缓解期，以腹泻为主要表现，又可归于"泄泻"。目前较难予以单一的中医病名全部概括 UC 的发病特点，近代医家的观点也各有不同。但根据各代医家的相关论述，我们可从中吸取宝贵经验，为临床治疗提供参考和指导。

（二）病机探讨

溃疡性结肠炎是以侵犯大肠（直肠与结肠）黏膜与黏膜下层为主的炎症性病变，以大肠黏膜慢性炎症和溃疡为病理特点，以腹泻、黏液脓血便、腹痛和里急后重等为主要临床表现。古代文献中有许多与之相似的描述，如《素问·太阴阳明论》言："食饮不节，起居不时者，阴受之……阴受之则入五脏……入五脏则膜满闭塞，下为飧泄，久为肠澼。"《伤寒杂病论》言："下利差，至其年、月、时复发者，以病不尽故也，当下之。"《诸病源候论》言："休息痢者，胃脘有停饮……其邪气或动或静，故其痢乍发乍止，谓之休息痢也。"根据 UC 以慢性发病最为多见的发病规律，发作期与缓解期交替出现的病势转变以及黏液、脓血便、腹痛、里急后重的症候学特征，其与中医的"休息痢"较为相似。《黄帝内经》将该病称为"肠澼""赤沃"，又因其病程长，缠绵难愈，故《诸病源候论》称之为"久痢""休息痢"。该病多为外感时邪、饮食不节（洁）、情志内伤、素体肾气不足所致，基本病理因素有气滞、湿热、血瘀、痰浊等。病位在大肠，涉及脾、肝、肾、肺诸脏。湿热蕴肠、气滞络瘀为基本病机，脾虚失健为主要发病基础，饮食不调常是主要发病诱因。本病多为本虚标实之证，活动期以标实为主，主要为湿热蕴肠，气血不调；缓解期属本虚标实，主要为正虚邪恋，运化失健，且本虚多呈脾虚，亦有兼肾亏者。不同症状的病机侧重点有所不同。以脓血便为主的病机重点是湿热蕴肠，脂膜血络受伤；以泄泻为主者须辨别虚实，实证病机为湿热蕴肠、大肠传导失司，虚证病机为脾虚湿盛、运化失健。以便血为主者，实证病机为湿热蕴肠，损伤肠络，络损血溢；虚证病机为湿热伤阴，虚火内炽，灼伤肠络；二者的病机关键均有热阻络，迫血妄行。腹痛实证的主要病机是湿热蕴肠，气血不调，肠络阻滞，不通则痛；虚证病机为土虚木旺，肝脾失调，虚风内扰，肠络失和。除此之外，周建华教授发现炎症性肠病迁延难愈，患病日久多有血瘀气滞，在理化检查上则表现为血液高凝状态，如D-二聚体明显升高或血小板高于正常值，所以应重视血瘀这一重要病机，重视活血化瘀在整个疾病发展过程中的作用。因UC患者在疾病发展的过程中常常有虚实夹杂、寒热错杂的表现，以及病程缠绵不愈，周建华教授在治疗过程中总结了以寒热错杂、瘀血阻滞、湿热夹杂等为主的发病病机。

1. 寒热错杂

中医认为，该病多因饮食所伤，或（和）情志失调，或感受外邪，导致脾胃受损，纳运失常，水谷停滞，湿郁热蒸，下注大肠，湿热蕴结，阻滞气血，并与气血相搏结，肠道传导失司，肠络受损，腐败成疡，化为脓血，混杂而下。其病位在大肠，但与肝、脾、肾关系密切。脾虚胃热为发病之本，湿热为发病之标，血瘀肉腐为局部病理变化。初起多为气滞湿郁，郁而化热，湿热蕴结脾胃大肠，实证居多。日久不愈，脾胃受损，且伴有湿热夹杂，多成本虚标实。若太阳病误下，苦寒药物损伤脾阳，或素体脾胃虚弱，正气抗邪无力，于是热由外陷而寒自内生，寒热错杂于中焦，脾胃升降因而失和，从而出现一系列气机逆乱、阴阳不和、寒热错杂之证。从舌象看，患者多为舌淡边尖有齿痕，舌苔多为白腻或黄腻，但患者多遇寒凉即发病，由此可见，是脾有虚寒、胃有湿热，乃脾虚胃热、湿热蕴结之象。虽病位在大肠，但其属脾胃系统，如李东垣在《脾胃论》中说：“《黄帝针经》云：手阳明大肠、手太阳小肠皆属足阳明胃……大肠主津，小肠主液，大肠、小肠受胃之营气，乃能行津液于上焦，灌溉皮毛，充实腠理。”所以，UC 的辨证应以脾胃为核心，同时临床也有脾胃不调、寒热错杂的表现。因此，判断 UC 的病理变化是脾虚胃热、湿阻血瘀、寒热错杂。

2. 湿瘀夹杂

叶天士曾说“久病入络”，旨在说明慢性疾病多存在瘀血凝结、经络阻滞的病理改变。UC 总的病机特点应归纳为“瘀滞”，病理特征是虚中夹实，并贯穿于疾病的全过程。肠胃为市，无物不受，极易被邪气侵犯而盘踞其中。一旦气机壅滞，则水反为湿、谷反为滞，形成气滞、血瘀、湿阻、热郁等，瘀滞更易留邪内存。瘀血既是脏腑功能失调的病理产物，又可成为新的致病因素。瘀血一旦形成，可加重气血瘀滞与湿热交阻。全身与局部表现出不同的病理特点，从整体来看，机体处于一种免疫失衡的状态，而在局部则以充血水肿为主，甚至出现糜烂溃疡。该病治疗的关键在于“通瘀”，即调畅气血，疏其壅滞，祛瘀生新，并承胃腑下降之性，导引瘀滞下行，给邪以出路。正如王清任所强调：“治病之要诀，在明白气血。”化瘀可行血，血行则气畅，瘀血得以消融，瘀滞得以畅通。溃疡性结肠炎易瘀、虚同病，治疗既要紧扣一个“瘀”字，更要注重一个“虚”字。恪守化瘀通滞不伤正、扶正固本不留邪的原则，使其“愈其自然”，力求慢中求快、稳中求胜的治疗效果。溃疡性结肠炎患者的表现虚实互见、虚热错杂。脾虚日久，气虚不摄而见膏脂下流；湿热日久，壅而成毒，毒热入血，脉络受伤而见脓血便；湿热互结，气机不畅而里急后重。脾虚与湿热相互影响，互为因果。湿热日久，阻滞气机，有碍脾胃运化。而脾虚不能斡旋亦可造成湿停毒蕴。气虚日久，脾肾失温，更致下利不固。因此，治疗 UC 注重从病机入手，强调本病乃由多种原因造成肠道瘀滞。治疗应基于这一特点，而突出"通瘀"，或温通（阳气不足、血脉瘀滞者），或补通（气虚血瘀者），或泄通（湿热壅盛者）。

（三）传承经典理论

周建华教授治疗 UC 不仅从中医经典中寻求立法原则，用药也深受近现代各医家的经验论据和用药原则影响。

周建华教授认为治疗 UC 发作期可用大黄，这种经验的总结其实来自唐容川。唐氏认为凡离经气血停留体内，不论色黑成块或滴血、鲜血都是瘀血。其"与荣养周身之血已暌绝而不合"，不但阻碍新血之化机，而且可成为血证之因，导致出血不止，或再次出血。此外，他还指出，凡有所瘀，莫不壅塞气道，阻滞生机，久则变为骨蒸、干血、痨瘵等证。唐容川在《血证论》中提出了治瘀大纲，即止血、消瘀、宁血、补虚四要法，为后世医家治疗血证之准绳，其中尤以止血为第一要法。"试思人身之血，本自潜藏，今乃大反其常，有翻天覆地之象。""血之所以不安者，皆由气之不安故也。"《痢症三字诀》言："若休息，瘀热脏，逾时发，攻下良。或逾时逾年而又复发，名休息痢，谓其已休止而又复生息也，是瘀热留伏于膜油隐匿之地。仲景云宜承气汤下之，时法用黄连末调羊脂服，余每用清宁丸，日服八分，或当归芦荟丸多服皆效。"他认为治疗休息痢应先祛除病邪，伏邪去则安，用清宁丸、当归芦荟丸治疗。慢性反复发作的溃疡性结肠炎患者治疗应重视祛伏邪，涤瘀热。大黄可荡涤瘀热，逐瘀生新，是一药多用的典范。

周建华教授认为施今墨治疗脾胃病的辨证方法同样适用于 UC 患者。治疗脾胃之病，注重"辨升降"，调理脾胃气机之升降善于对药合用，如桔梗配伍枳壳、薤白配伍杏仁、柴胡配伍升麻、大黄配伍荆芥穗、晚蚕沙配伍皂荚子。血见黑则止，而施老不仅在治疗出血时运用炭类药，在治疗泄泻时也常用炭类药，认为其既可促进水分吸收，又可保护肠黏膜，如白术、苍术、山楂、干姜、椿白皮、生地黄、熟地黄、青皮、陈皮、石榴皮、条芩、仙鹤草等炒炭加减用之。施老治下血病常用升麻炭、葛根炭、芥穗炭，不仅体现了止血之意，还体现了下病取上之意。周建华教授总结施老的对药应用，选用桔梗、枳壳、蚕沙、皂荚子等治疗脾胃升降失常，常用于自觉痞满不舒、腹满胀气或矢气频的患者。

周建华教授临床治疗 UC 活用化瘀通络药主要受黄一峰的影响。黄老在临床上擅长灵活运用各种通络之法治疗脾胃疾病：活血通络，常用丹参、桃仁、当归、赤芍、五灵脂；辛香通络，如丁香、檀香、木香、沉香、乳香、薤白；虫蚁通络，对于久病入络，顽痰死血留而不去，已成"癥积""顽痹"之时，黄老就会选用虫蚁等动物药搜剔络中之邪。周建华教授用药深受黄老影响，常选用丹参、当归、乳香、没药等药治疗黏液血便较重且赤多白少的一类患者。

三、临床特色

（一）辛开苦降

辛开苦降法是仲景治疗外感热病以脾胃为本的具体体现，是继承和发展了《黄帝内经》的基本理论。仲景在立足中焦、唯脾胃是求的同时，对辛开苦降法的具体运用颇具心法。其列"半夏泻心汤"及其类方，开辛开苦降法的先河，并用于痞证的治疗，这从半夏泻心汤、甘草泻心汤、生姜泻心汤、黄连汤、干姜黄芩黄连人参汤诸方主治的病证中已得到充分体现。

脾胃同居中焦，为气机升降之枢纽，脾升胃降，枢纽运转，清阳上升，浊阴下降，共同维持人体气机之运行。

若太阳病误下，苦寒药物损伤脾阳，或素体脾胃虚弱，正气抗邪无力，于是热由外陷而寒自内生，寒热错杂于中焦，脾胃升降因而失和，从而出现一系列气机逆乱、阴阳不和之症。如有恶心呕吐、不思饮食，此为胃失和降所致；脾不升清而有腹泻肠鸣、大便溏泄；上下阴阳不能交通又见上热下寒证，寒热互结心下更见心下痞满之症等。然无论临床表现如何，其病机总以脾胃升降失常、寒热错杂为特点，其病因不外乎寒、热、湿几方面，其性质则虚实并见，标本同病。

施治用药时，纯用苦寒之品直折其热，则脾阳愈伤；妄投辛热之剂专祛其寒又更助其热，皆非病机所宜。仲景则遵《黄帝内经》"谨守病机，各司其属"之旨，以辛热祛寒与苦寒清热药相互配伍组方。正如清代何梦瑶《医碥》所云："寒热并用者，因其人寒热之邪夹杂于内，不得不用寒热夹杂之剂，古人每多如此，昧者訾为杂乱，乃无识也。"此乃中医治病求本之根本法则也。半夏泻心汤最初是于伤寒误下伤胃出现"心下痞"而以之平调寒热，消痞散结。而生姜泻心汤在半夏泻心汤基础上倍生姜减干姜，增强和胃散水消饮之功，甘草泻心汤在半夏泻心汤基础上重用甘草以益胃缓急。因此周老在治疗 UC 患者时抓住"痞"与"下利"两点，这是应用三泻心汤的信号。半夏、黄连这对药是用药基础，不仅 UC 患者常用，腹泻、便秘患者若出现心下痞满不舒症状时也可灵活应用。UC 患者便血症状不重，但便质清稀或黏液量多，心烦不安就可重用生姜；若 UC 患者腹泻次数多、心下胸中满闷不舒较重则以甘草泻心汤为主。临床应用时，并不拘于"呕而肠鸣，心下痞"或"但满而不痛"，只需抓住虚实寒热错杂之证，皆可临证加减用之。

周建华教授通过钻研古籍，结合临床经验认识到"辛开苦降法"应是治疗 UC 的方法。以此法立项研究，并于 2009 年荣获吉林省第七届自然科学学术成果二等奖。

（二）活血化瘀

患者久病气血两伤，故以虚为本；复因情志不畅，肝郁克制脾土，致脾胃运化失职，湿热之邪内生，下注大肠，大肠传导失司，则生泄泻，并见实象；湿热下注，热伤肠络，肠络破损，血溢脉外，则见大便稀薄，黏液血便；另"久病入络"，故患者虽有出血，但亦有瘀血的病理改变。有些患者的舌象也是使用活血化瘀中药的依据。痢疾病位虽在大肠，但整个脾胃系统均受累，治疗上以调理脾胃为主导。但就诊时，患者表现有里急后重的症状，说明内有积滞，当以祛邪为初期治疗的原则，故采用了以大黄为君药的方剂。大黄素有"将军"之称，具有推荡积滞、活血化瘀的强大作用，可暂用不可久用，所以，邪去六七分即停用，以免进一步伤及正气。经大黄祛邪后，其他治疗起效迅速，令人意外。这种"里急后重"症状较重患者的治疗难点在摆正扶正与祛邪的关系，若不祛邪，"误补益疾"，若下之，又恐伤正，一时难以抉择。受古人启发，周建华教授以通下为主，用药全程扶正兼祛邪，治疗初期以祛邪为主，有较好效果。对于这样的患者，目前多数医生认为，患者已经腹泻很重了，再用通下之药，恐加重病情出现意外，所以不敢应用。实则不然，"通因通用"古人已成定法，先哲已取得了丰富的经验，不是虚言，临床应用多年效果明显。其次，要在辨证论治的基础上正确运用活血化瘀疗法，体现在处方上就是要巧用活血化瘀的药物。

在用药选择上，既要根据不同病症选择合适的活血药，也要配伍相参。①辨病势，酌情药力：病势已缓，脓血便轻而阴血已伤者，宜养血和血，可用当归、赤芍；便血虽不甚，但腹痛不已，可生、炒蒲黄同用，并伍以炒五灵脂和肉桂粉少许。急性期有热，脓血便、里急后重者，宜凉血化瘀，当予槐角、地榆、侧柏叶等；而缓解期脾肾已虚，可用仙鹤草、白及等。无论辨证属何种类型都应适当加入活血行血之品，诚如刘河间所云"行血则便脓自愈"。②识病机，掌握药性：急性期便血有热者，其病机是寒热错杂。所以，不可一味苦寒而凉遏，宜反佐肉桂、干姜或炮姜等；病情迁延用补益脾肾治疗之际，亦勿忘余邪未尽，可伍以黄芩炭、大黄炭等。

（三）健脾利湿

UC 与脾胃关系密切，脾胃运化失常则内生湿邪，逐渐化为湿热，与瘀血交杂就形成湿热血瘀象，而 UC 在临床上分为活动期和缓解期，在活动期时多数可利用活血化瘀之法，但活动期过后的病情缓解期就应以健脾益气、利湿止泻为主。因此在慢性腹泻的治疗过程中，以健脾运湿为主要治疗原则。周建华教授治疗缓解期 UC 多用不换金正气散为主方，根据患者症状和体征，临证加减：兼肾阳虚者，加蛇床子、菟丝子、补骨脂等；兼湿热者，加黄芩、黄连等；兼气滞者，加木香、槟榔等；兼腹痛者，加桂枝、白芍，白芍二倍量于桂枝以温脾散寒、和中缓急；便中带血者，加仙鹤草、地榆、侧柏叶等止血之品。

（四）逆流挽舟除"伏邪"

借鉴喻嘉言治疗外邪引发痢疾的"逆流挽舟法"，对比痢疾与溃疡性结肠炎的临床表现，结合现代技术，周建华教授认为古人说的"痢疾"，不仅仅指西医"细菌性痢疾"，也应包括"溃疡性结肠炎"。认清"伏邪"不等于西医的"潜伏期"。清代刘吉人在《伏邪新书》提出"伏邪"概念："感六淫而不即病，过后方发者，总谓之曰伏邪。已发者而治不得法，病情隐伏，亦谓之曰伏邪。有初感治不得法，正气内伤，邪气内陷，暂时假愈，后仍复作者，亦谓之曰伏邪。有已发治愈而未能除尽病根，遗邪内伏，后又复发，亦谓之伏邪。"结合李可在论述"免疫系统疾病的治疗思路"时指出："在临证中也发现，'伏邪'的确是许多疑难大症的发病机制，在免疫系统疾病中占主要位置。"依托于伏邪的思路和临床治疗经验，溃疡性结肠炎的治疗在辨证施治的基础上采用"逆流挽舟法"，获得良好的临床疗效。

（五）内外合用

中医辨证治疗通过对机体的气血津液、五脏六腑进行综合调节，以达到阴平阳秘、阴阳调和的状态。治疗方法包括中药汤剂口服、保留灌肠、溻渍治疗及针刺治疗。中药汤剂保留灌肠具有局部用药直达病所的效果，对 UC 有确切的疗效。三白灌肠液是周建华教授在多年临床经验的基础上总结出的中药灌肠方剂。他认为以便次多、黏液脓血便为主症的炎症性肠病患者，病机多为湿热之邪弥漫三焦，郁熏不解，阻遏气机，气滞不通。湿邪瘀滞化毒，下迫大肠致下利脓血，气滞不通致腹痛里急，气机不畅则脘腹痞满，此病位在大肠，治之既要清热解毒，又需消肿止痛。三白灌肠液由白及、白蔹、白芷、防风、当归组成。方中白及为收敛止血要药，治诸内出血，治一切疮疡痈肿，故为君药。白蔹、白芷，味苦性寒，清热解毒止痛；白蔹止血，消肿生肌；当归性温补血活血；防风性温祛风胜湿。诸药相伍，清热燥湿，解毒之中以收涩生肌，消肿止痛止血。此方为治疗溃疡性结肠炎的实用灌肠方剂。上方水煎取汁100mL，每日1次睡前保留灌肠，对于修复直肠黏膜糜烂、溃疡、出血具有非常显著的疗效。后三白灌肠液又被提纯加工，浓缩为五味消澼洗液，作为长春中医药大学附属医院院内制剂进行临床应用。

四、验案精选

（一）脾虚湿蕴案

白某，男，16岁。2021年9月20日初诊。

主诉：排便次数增多，大便不成形1年，加重2个月。

现病史：患者2020年9月无明显诱因出现腹泻，每日排便十余次，带黏液脓血，就诊当地三甲医院，2020年9月2日行电子结肠镜检查，镜下显示结肠多处黏膜弥漫性出血，黏膜质脆。检查结果为结肠炎伴糜烂（待除外溃疡性结肠炎），镜下提取组织9块，病理结果：活动性大肠炎，局灶腺体分支扭曲，见隐窝炎，淋巴组织增生。诊断为溃疡性结肠炎。经用美沙拉秦、地塞米松治疗，治疗3个月后停用地塞米松，病情尚稳定，2个月前，出现皮疹而停用美沙拉秦，再次出现排便次数增多，遂至肛肠科门诊求治。刻下见排便次数增多，每日3～5次，大便质稀不成形，夹杂黏液，未见脓血，便前腹痛，便后缓解，兼有里急后重感，便后不尽感，肛门有灼热感，无发热。饮食睡眠尚可。舌淡胖、边有齿痕，苔薄白，脉滑。既往史：否认其他慢性病及传染病；否认遗传病史。

西医诊断：溃疡性结肠炎（慢性复发型，活动期，轻度）。

中医诊断：泄泻病。

中医辨证：脾虚湿蕴型。

治法：燥湿健脾，祛寒散邪，升阳止泻。

处方：厚朴15g，陈皮15g，姜半夏15g，当归20g，川芎10g，广藿香15g，炒苍术10g，升麻10g，仙鹤草30g，墨旱莲15g，丹参15g，桔梗 15g，黄连 10g，阿胶 7.5g，蛇床子 10g，甘草 10g。10 剂（颗粒药），每剂 300mL 温开水冲溶，每日于早饭前、晚饭后半小时，取颗粒药液 100mL，口服。

二诊（2021 年 10 月 6 日）：患者自述服药 1 周后大便次数由每日 3～5 次减少到 2～3 次，黏液减少，便前腹痛减轻，以左下腹痛感明显，余症同前。舌淡胖，苔薄白，脉滑。周教授根据患者现有症状，前方加桂枝 10g，白芍 20g，10 剂。

三诊（2021 年 10 月 21 日）：患者自述大便为每日 2 次，便中黏液消失，里急后重感消失，腹痛明显减轻，舌淡胖，苔薄白，脉滑，周教授根据患者现有症状，于二诊方中加入薏苡仁 20g，砂仁 10g，10 剂。

四诊（2021 年 11 月 4 日）：患者大便每日 2 次，便成形，质软，舌淡胖，苔薄白，脉滑，余无明显不适，停前方，继服中药调理脾胃，随访 2 个月未见复发。

按：溃疡性结肠炎（UC）是以侵犯大肠（直肠与结肠）黏膜与黏膜下层为主的炎症性病变，以大肠黏膜慢性炎症和溃疡为病理特点的肠道疾病。以腹泻、黏液脓血便、腹痛和里急后重等为主要临床表现。古代文献中"泄泻"与"痢疾"较相似，二者的病因阐述最早出现在《素问·太阴阳明论》："食饮不节、起居不时者，阴受之……阴受之则入五脏……入五脏则䐜满闭塞，下为飧泄，久为肠澼。"外感六淫，饮食不节，劳倦过度，情志失调，以致脾胃运化失常及肠道功能失调，或元气不足，脾肾虚衰，皆可引起泄泻。《诸病源候论》中论述："休息痢者，胃脘有停饮，因痢积久，或冷气，或热气乘之，气动于饮，则饮动，而肠虚受之，故为痢也。冷热气调，其饮则静，而痢亦休也。肠胃虚弱，易为冷热，其邪气或动或静，故其痢乍发乍止，谓之休息痢也。"根据 UC 以慢性发病最为多见的发病规律和发作期与缓解期交替出现的病势转变及黏液、脓血便、腹痛、里急后重的症候学特征，将其归属中医的"休息痢"或"泄泻"较为恰当。

分析此病例，本案中患者首次发作溃疡性结肠炎时症状较重，就诊当地三甲医院给予美沙拉秦及激素治疗方得缓解。据多年临床观察，年龄较小的溃疡性结肠炎首次发作患者，病情往往较重，且难以控制，这可能与机体免疫失衡有关。患者无赤白脓血，仅便次增多，不成形，属于中医"泄泻"。舌淡有齿痕，脉沉，属脾虚湿蕴之证。在治疗上应根据患者的病机给予健脾燥湿、益气健脾等法。不换金正气散加清热解毒、健脾止血、血肉有情之品，在健脾化湿同时，清大肠之湿邪，以改善泄泻症状。二诊时患者腹泻、黏液便好转，便前左下腹疼痛，酌情加桂枝、芍药，此处周建华教授仿小建中汤之意，加芍药、桂枝，以缓急止痛。三诊时患者诸症减轻，酌加薏苡仁、砂仁以化湿健脾、行气宽中。四诊时患者状态良好，嘱患者继服中药调理脾胃，经2个月随访，未见复发。

周建华教授具有多年应用"不换金正气散"加减治疗溃疡性结肠炎的临床经验。该方在古籍中众多，他所用者出自明代薛己《外科发挥·作呕》："服此正脾气，则痰气自消，寒热不作。"《外科发挥·痔漏》曰："治法大要，当先解散肠胃风邪，热则败毒散，冷则不换金正气散加川芎、当归，后随其冷热治之。"周建华教授理解"冷"为脾气虚，故而嫁接于溃疡性结肠炎脾虚湿蕴、脾胃虚寒证的治疗，临床疗效较好。

基础方不换金正气散方药如下：厚朴15g，陈皮15g，姜半夏15g，当归20g，川芎10g，广藿香15g，炒苍术10g，升麻10g，甘草10g。随症加减，屡验奇效。厚朴味苦、辛，性温，归脾、胃、肺、大肠经，有燥湿化痰、下气除满之功。张锡纯认为厚朴善治"胃气郁结胀满疼痛，为温中下气之要药"。当归味甘、辛，性温，归肝、心、脾经，有补血、活血止痛、润肠之功。《本草纲目》云："当归治头痛，心腹诸痛，润肠胃，筋骨，皮肤，治痈疽排脓止痛，和血补血。"川芎与当归二药，在《删补名医方论》中有言："川芎为血分之主药，性温而味甘辛，以温能和血，甘能补血，辛能散血也。"《本草纲目》云"川芎行气开郁""血中气药也"。施今墨说："当归以养血为主，川芎以行气为最。二药伍用，气血兼顾，养血调经，行气活血，散瘀止痛之力增强。"陈皮，苦能泄能燥，辛能散，温能和，其治百病，总是取其理气燥湿之功。藿香芳香而不嫌其猛烈，温煦而不偏于燥热，能祛除阴霾湿邪而助脾胃正气。苍术味辛、苦，性温，归脾、胃、肝经，有燥湿健脾、祛风散寒之功。半夏味辛，性温，有毒，归脾、胃经，有燥湿化痰、降逆止呕、消痞散结之功。《本草纲目》载："半夏能主痰饮及腹胀者，为其体滑而味辛性温也。涎滑能润，辛温能散亦能润，故行湿而通大便，利窍而泄小便。"诸药合用，功能调和脾胃，美饮食，祛寒散邪，主四时伤寒、瘴疫时气、霍乱吐泻、肠风便血。

（赵超整理）

（二）脾虚湿蕴案

赵某，女，68岁。2021年9月27日初诊。

主诉：间断性黏液脓血便4个月。

现病史：患者2021年5月无明显诱因出现腹泻、黏液脓血便，大便每日5～6次，质稀，患者自述初始时便血量较大。刻下见血量较前减轻，血色鲜红，便中夹杂黏液少许，便意急迫，便前有腹痛感，便后缓解。舌淡胖边有齿痕，苔黄，脉弦滑。专科检查：取左侧卧位，肛门外观正常，指检未触及肿物。肛门镜检查：齿线下可见静脉迂曲、扩张，直肠黏膜呈细砂纸样改变，血管网络不清。建议患者进行电子结肠镜检查，2021年9月29日电子结肠镜检查：慢性结肠炎、结肠多发性息肉、结肠多发性糜烂、溃疡性改变。病理结果：结肠黏膜重度慢性伴急性炎，伴隐窝脓肿形成，不除外炎症性肠病。既往史：否认其他慢性病史。

西医诊断：溃疡性结肠炎（慢性复发型，活动期，中度），结肠多发息肉。

中医诊断：泄泻病。

中医辨证：脾虚湿蕴证。

治法：健脾祛湿，定痛止血。

处方：厚朴15g，陈皮15g，姜半夏15g，当归20g，川芎10g，广藿香15g，炒苍术10g，升麻10g，甘草10，仙鹤草30g，石菖蒲15g，僵蚕10g，丹参15g，桔梗20g，蛇床子10g，黄柏10，地榆10g。7剂，每剂水煎3次，每次煎取药液100mL，将3次的药液充分混合均匀储存，每日早晚两次，每次取 100mL 口服。五味消澼洗液 10 瓶（周教授自创灌肠药方，为长春中医药大学附属医院院内制剂），50mL 药液与温开水 1∶1 稀释，药液温度保持在 37～40℃，保留灌肠，每日 1 次。

二诊（2021 年 10 月 12 日）：患者自述服药期间，大便每日 4～5 次，偶有便血，手纸染血，带有黏液，便意急迫感改善，便前腹痛减轻。舌淡胖，苔薄白，脉弦细。前方加白芷 15g，乳香 10g，没药 10g。10 剂，灌肠治疗继续。

三诊（2021 年 10 月 27 日）：患者自述大便为每日 2～3 次，大便成形，偶有手纸染血，黏液消失，便前腹痛消失。舌淡胖，苔薄白，脉弦。周教授根据患者当前症状，予前方去桔梗，加党参 15g，茯苓 15g，墨旱莲 15g。10 剂。

四诊（2021 年 11 月 11 日）：患者再诊自述因饮食不当病情突然反复，现每日排便 5～6 次，便稀溏不成形，夹杂黏液脓血少许。舌淡胖，苔薄白，脉弦滑。周教授根据患者病情，给予如下处方：不换金正气散加仙鹤草 30g，墨旱莲 15g，羌活 15g，独活 15g，防风 15g，石菖蒲 15g，僵蚕 10g，败酱草 30g，薏苡仁 20g，蛇床子 10g。10 剂（用法同上）。五味消澼洗液 15 瓶（用法同上）。

五诊（2021 年 11 月 26 日）：患者自述现日排便 2～3 次，便成形，质软，无黏液，带少许鲜血。舌淡胖，苔薄白，脉弦。余症状好转，无其他不适，肛门镜检查：直肠黏膜未见异常。周教授了解病情后，给予处方：不换金正气散加仙鹤草 30g，黄连 10g，阿胶 7.5g，鸦胆子 3g，墨旱莲 15g，刘寄奴 15g，薏苡仁 20g，砂仁 10g，石菖蒲 15g，蚕沙 10g。10 剂（用法同上）。停五味消澼洗液灌肠治疗。

六诊（2021 年 12 月 11 日）：患者自述日排便 1～2 次，便成形，质软，无黏液脓血，无其他不适。舌淡胖，苔白，脉弦。嘱患者继服中药调理脾胃，日常生活注意饮食及休息，调节情志，定期复查肠镜，建议择期结肠镜下切除息肉。

按：本案患者辨证后属脾虚湿蕴型之"泄泻"。所以处方选正气散为基础方加减，健脾祛湿，定痛止血。配合灌肠药应用。湿邪与泄泻有着密切的关系，各种证型的泄泻都可能与湿邪相关。湿邪致病特点重浊、黏滞、趋下，易兼见它邪发病，所以溃疡性结肠炎患者的证型往往复杂，另需明了溃疡性结肠炎日久的根本病机为本虚标实，治疗原则为急则治标，缓则治本，积极治疗兼症，所以要求医师治法灵活，用药丰富。

二诊时患者每日排便次数减少、便意急迫及便前腹痛改善，仍见黏液脓血，加白芷燥湿排脓，加乳香、没药活血化瘀、止血止痛。三诊时患者便中黏液消失、便中带血，无腹痛，去桔梗，加党参、茯苓健脾燥湿，加墨旱莲凉血止血。四诊时患者症状反复，酌情加防风、羌活、独活，寓意祛湿先息风之意。患者五六诊时患者症状改善，加黄连、阿胶顾护真阴，鸦胆子善祛肠中余毒余热，患者病情稳定，嘱患者继服中医调理脾胃，日常生活注意饮食及休息，调节情志，定期复查肠镜，建议择期结肠镜下切除息肉。

周建华教授在多年治疗溃疡性结肠炎患者的经验积累中，总结出多种常用药对适用此类证候的溃疡性结肠炎，灵活运用，治疗效果令人满意。

石菖蒲与蚕沙：蚕沙和胃化浊，活血定痛，祛风湿，止痛。石菖蒲辛温升散，有祛风除痹、通利关节、缓和拘挛之效，《本草从新》载："石菖蒲辛苦而温，芳香而散，祛湿除风，逐痰消积。"二药配伍化湿开胃，活血止痛，清肠腑湿热之邪，祛肠道滞留淤血。

乳香与没药：二者皆为临床常用的活血散瘀、消肿止痛之品。二药合用，一气一血，气血同治，相使为用，协调为用，相得益彰，共奏活血祛瘀、消肿止痛、敛疮生肌之效。《医方集解》云："乳香活血，能去风伸筋，没药能散瘀血，生新血，二药并能消肿止痛，故每相须而行。"

黄连与阿胶：二者配伍具有清热泻火、补血安神的作用。黄连大苦大寒，具有清热燥湿、泻火解毒之功效，善清中焦湿热及清心、胃之火；阿胶甘平质黏，入肝可补血，入肾可滋阴，入肺可润燥，阿胶性质黏，可凝血络而止血，故有补血止血、滋阴润肺之功，多用于失血血虚，阴虚燥咳，心悸，失眠及虚风内动证。二药相配，清补同用，相反相成。阿胶还可滋肾阴，补心血；黄连泻心火，除烦热，肾水得养则能上济心火，心火得降则心神自宁，水火既济，心肾交合。又黄连清热燥湿，为治湿热痢疾的首选药；阿胶在《本草纲目》中载："阿胶乃大肠之要药，有热毒留滞者，则能疏导，无热毒留滞者，则能平安。"所以，可用于痢疾，下痢脓血。二药配伍常用于湿热邪毒损伤肠络，症见下利脓血，身热口燥，舌红苔黄，常用于慢性结肠炎，或者溃疡性结肠炎恢复期。

薏苡仁与砂仁：薏苡仁有健脾渗湿、除湿痹止泄泻、清热排脓之功效。《本草经疏》中阐述："薏苡仁，性燥能除湿，味甘能入脾补脾，兼淡能渗湿，故主筋急拘挛不可屈伸及风湿痹，除筋骨邪气不仁，利肠胃，消水肿，令人能食。"砂仁有化湿开胃、温脾止泻、理气安胎之效，用于湿浊中阻，脘痞不饥，脾胃虚寒，呕吐泄泻等。二药合用意为祛胃肠湿热，直入下焦而通瘀滞，且能破滞解结，而开泄下降。肠澼滞下一症，腹痛皆由气滞，必以调气为要务，然须疏通开泄，宜降而不宜升。

仙鹤草与刘寄奴：仙鹤草具有收敛止血、截疟、止痢、解毒等功效。《现代实用中药》中记载："……强壮性收敛止血剂，兼有强心作用。适用于肺病咯血，肠出血，胃溃疡出血，子宫出血，齿科出血，痔血，肝脓疡等症。"刘寄奴善破血通经，敛疮消肿，治经闭癥瘕，胸腹胀痛，产后血瘀，跌打损伤，金疮出血，痈毒焮肿。二药合用正是治疗肠道出血性疾病中瘀阻血络之证，祛瘀生新，通络止血。仙鹤草与刘寄奴二药合用既能清肠道湿热，止血排脓，又能健脾止泻。

（赵超整理）

（三）脾虚胃热，湿阻血瘀，寒热错杂案

胡某，女，64岁。2021年9月26日初诊。

主诉：间断腹泻、黏液脓血便9年，加重半年。

现病史：患者2012年9月无明显诱因出现腹泻、黏液脓血便，2012年9月于吉林市当地医院行电子结肠镜检查（原始资料未保存），诊断为溃疡性直肠炎，后服用美沙拉秦治疗（每日两次，每次1.5g），症状改善后自行停药（停药时间不详）。患者半年前因饮食不洁后症状反复，半年内严格规

范饮食，未系统治疗，现患者为求中医诊疗就诊。刻下见腹泻，每日排便3～4次，大便不成形，严重时呈果酱样稀便，夹杂黏液脓血，餐后心下痞满，腹胀腹痛欲如厕，里急后重感明显，泻后痛减，伴有肛门坠胀疼痛。患者食少纳差，睡眠尚可。面黄，舌淡胖有齿痕，苔黄腻，脉弦滑。专科检查：取膝胸位，肛门外观正常，指检未触及肿物。直肠镜检查：直肠黏液充血，水肿，呈细砂纸样改变，血管网络不清。既往史：否认其他慢性病史；否认遗传病史；否认药物过敏史。

西医诊断：溃疡性结肠炎（慢性复发型、直肠型、活动期、中度）。

中医诊断：休息痢。

中医辨证：脾虚胃热，湿阻血瘀，寒热错杂证。

治法：健脾燥湿，平调寒热。

处方：姜半夏15g，黄连10g，黄芩10g，干姜10g，大枣15g，党参15g，仙鹤草30g，墨旱莲15g，阿胶7.5g，夏枯草15g，石菖蒲15g，僵蚕10g，木瓜10g，蛇床子10g，甘草15g。10剂，取中药1剂水煎3次，每次取药液100mL，将3次药液充分混合均匀储存，每日早晚两次，每次取100mL口服。

二诊（2021年10月11日）：患者服药2周后，现每日排便1次，大便成形，脓血黏液明显减少，餐后痞满胀痛有所缓解，里急后重感减轻，肛门坠胀痛感减轻，患者自述近日睡眠欠佳，入睡难，余症同前。舌淡胖齿痕，苔白，脉弦。周教授根据患者现有症状，将上方去木瓜，加百合10g，香附10g，以改善睡眠，10剂。

三诊（2021年10月27日）：患者自述大便为每日1次，大便成形，未见黏液，有脓血少许，餐后痞满胀痛明显减轻，里急后重感消失，肛门现无不适，睡眠改善，患者自述胸背部酸麻疼痛。舌淡胖，苔薄白，脉弦。周教授根据患者现有症状，于二诊方中去石菖蒲、僵蚕、木瓜、蛇床子，加蒲黄10g，五灵脂10g，羌活15g，独活15g，薤白15g，以增强活血化瘀、行气宽胸之力，10剂。

四诊（2021年11月10日）：患者大便每日1次，成形，质软，无脓血黏液。舌淡胖齿痕，苔薄白，脉弦。患者感觉良好，其余无明显不适，继服中药调理脾胃。

按：脾胃居于中焦，为阴阳升降之枢纽，中气虚弱，寒热错杂，升降失常，肠鸣下利。周建华教授通过研读中医经典著作，并结合多年临床经验，以"辛开苦降法"为根据立法研究治疗溃疡性结肠炎的基本方法。仲景首开用"辛开苦降法"治疗脾胃疾病先河，该法具有调整脾胃气机升降、互相制约偏胜、反佐从治的特点，适用于寒热错杂、虚实并见之证。其代表方剂是半夏泻心汤，另外还有经加减变化衍生出的生姜泻心汤、甘草泻心汤。临床实践发现均适用于具有"痞"和"下利"的溃疡性结肠炎。

本案是一个上热下寒、寒热错杂的溃疡性结肠炎病例，临床上患者舌象多表现为舌淡边尖有齿痕，舌苔多为白腻或黄腻。由此可见，是脾有虚寒，胃有湿热，乃脾虚胃热、湿热蕴结之象。虽病位在大肠，但其属脾胃系统，如李东垣在《脾胃论》中说："《黄帝针经》云：手阳明大肠、手太阳小肠皆属足阳明胃……大肠主津，小肠主液，大肠、小肠受胃之营气，乃能行津液于上焦，灌溉皮肤，充实腠理。"充分说明大肠病变与脾胃关系密切，所以，UC 的辨证应以脾胃为本，大肠为标，同时临床也有脾胃不调、寒热错杂的表现。因此，判断此患者的病理变化是脾虚胃热、湿阻血瘀、寒热错杂。二诊时患者腹泻、腹胀、腹痛、脓血便好转，痞满缓解，里急后重及肛门坠胀疼痛感减轻。方中木瓜顺气除胀，加香附疏肝解郁、理气宽中，加百合以安神助眠。三诊时患者便前左下腹偶有疼痛，便中脓血少许，酌加蒲黄、五灵脂以活血化瘀，行气止痛；胸背麻木酸痛，酌情加薤白，取"瓜蒌薤白半夏汤"之意，以宽胸化痰；加羌活、独活以祛风化湿兼止痛。四诊时患者症状缓解，睡眠尚可，胸背酸痛好转，无其余不适。高龄患者溃疡性结肠炎活动期容易兼见他症，治疗溃结的同时需注意积极治疗本病以外的其余症状，因部分患者在本病症状基础上存有肠外表现，常见肠外表现如肝损伤、炎症性肠病关节炎、骨质疏松、眼部结膜炎、皮肤过敏、口腔溃疡等。女性患者处于更年期状态时，应注意调理情志，有临床研究表明抑郁、愤怒等情绪与

UC 发病及反复密切相关。

（四）营卫不和，脾虚湿蕴，气滞血瘀案

宋某，女，55 岁。2021 年 9 月 1 日初诊。

主诉： 间断性腹泻、脓血便 1 年，加重 2 周。

现病史： 患者 1 年前无明显诱因出现腹泻、黏液脓血便，在某医院诊断为"溃疡性结肠炎"。经用美沙拉秦治疗，病情缓解。此后，反复出现腹泻、脓血便，自服美沙拉秦。2 周前因"感冒"又出现腹泻、黏液脓血便，自服美沙拉秦无明显疗效。现患者为求中医诊疗就诊。刻下见腹泻、黏液脓血便、大便中有凝血块，每日排便 10 余次，大便不成形，里急后重，便前腹痛，便后缓解，低热，最高体温 37.5℃，伴乏力，纳呆。舌紫暗、边尖齿痕，苔薄白，脉浮涩。辅助检查：电子结肠镜：溃疡性结肠炎（左半结肠型，活动期，重度）。既往史：否认其他慢性病史。

西医诊断： 溃疡性结肠炎（慢性复发型，活动期，重度）。

中医诊断： 休息痢。

中医辨证： 营卫不和，脾虚湿蕴，气滞血瘀。

治法： 逆流挽舟，辅以行气活血。

处方： 人参败毒散加减。人参 10g，茯苓 15g，枳实 7.5g，桔梗 20g，柴胡 10g，前胡 10g，羌活 15g，独活 10g，桂枝 15g，白芍 15g，仙鹤草 30g，三棱 7.5g，莪术 7.5g，甘草 10g。3 剂（颗粒），每剂用 100mL 水溶解，每日 3 次，口服。嘱患者停服美沙拉秦，饮食宜清淡，高营养，易消化，忌辛辣油腻刺激。

二诊（2021 年 9 月 5 日）： 患者自述服药 2 剂后，微汗后低热缓解，大便每日 3～4 次，大便不成形，便中凝结血块消失，仅有少许黏液，便前腹痛症状稍有缓解，里急后重缓解。舌质淡、齿痕减轻，苔薄白，脉弦涩。观其证，表证已除，脾虚仍夹瘀滞，继续以健脾化湿化瘀之法。处方：不换金正气散加减。厚朴 15g，姜半夏 15g，藿香 15g，陈皮 15g，升麻 10g，苍术

10g，黄柏 10g，当归 15g，川芎 10g，仙鹤草 30g，蒲黄 10g，五灵脂 10g，甘草 10g。10 剂（颗粒），每剂用 100mL 水溶解，每日 2 次，口服。

三诊（2021 年 9 月 20 日）：患者自述大便为每日 1～2 次，大便成形，但细软，黏液脓血便消失，余未有不适感。舌淡微胖，苔薄白，脉沉。守原法，患者瘀滞之象已除，故而前方去蒲黄、五灵脂，加薏苡仁 20g，砂仁 10g，加强祛湿、醒脾之力。服用方法同前。

四诊（2021 年 10 月 4 日）：患者大便每日 1～2 次，成形，质软，无脓血黏液。西药完全停用，患者感觉良好，无脓血便，无明显不适他症。舌淡红，苔薄白，脉沉。周建华教授认为患者瘀滞已除，中病即止，但患者脉象见沉脉，脾气不足。故脾胃乃后天之本仍需要固护，嘱患者继服中药调理脾胃，恢复脾胃正常升清降浊之力。

按：溃疡性结肠炎，中医又称休息痢。病位在肠，司其病机在脾。此病处于缓解期时，病机是脾失健运，湿邪困脾，水湿滞阻肠腑，此乃邪伏于内，若遇外感邪气可引起本病的发生与反复，喻嘉言有云："下痢必从汗，先解其外，后调其内。"若外感寒邪未及时治疗或治疗不当，常使寒邪久留，伏而不散，若误用滋阴等剂，反致留邪日久而成为真正的虚损。此病例为外邪引发内邪而发病。所以，采用喻嘉言所倡导的"逆流挽舟法"，引邪外出，从表而解。所谓下痢之成，由表邪内陷于里，肠道壅滞，气血失调而成。所谓"下者举之"，应用解表药物，使内陷之外邪从表而解，宛如逆流之中挽舟上行，此"逆流挽舟"之意。

本病例辨证精确故而恢复较快。《张氏医通》评价人参败毒散"其立方之妙，全在人参一味，力致开合，始则鼓舞羌、独、柴、前，各走其经，而与热毒分解之门"。《温病条辨》也称人参败毒散"痢之初起，憎寒壮热者，非此不可也"。患者病情反复，此因外感复起，必当先扶正匡邪，疏导经络，表散邪滞。

二诊时患者利已止，但湿邪未去，改用不换金正气散加减以顺气宽中，增强健脾化湿之力。周教授说："溃疡性结肠炎本身就是本虚标实之证，肠中有滞，气血失于调畅。虽症状表现是腹痛、黏液脓血便，但实际是湿热毒邪侵犯胃肠日久，脾虚无力运化水湿，与体内热毒相合，脾喜燥而恶湿，脾受湿热影响气机升降，下注大肠而致本病。'人以治胃气为本，而治痢尤要。'所以在治疗上一定抓住'固护脾胃'这一指导思想，灵活运用，变通用药。"

痢疾多为外感湿热、疫毒之气，或素食肥甘厚味，损伤脾胃及肠。该患为湿邪伏留，客于肠络，脾气亏虚，升降失调，气血不和。正气不足为本而后感受外邪侵袭。纵观诊治，健脾益气，治病求本，对预防本病复发至关重要。本病为休息痢，正气不足易感邪发病，使疾病再度转为活动期，此案正是内伏湿邪、外感寒邪，治法当先解其外、后调其内，故选逆流挽舟之法。该患气虚而外感风寒湿邪，以人参大补人体之真气，抵抗邪气向内部侵袭，辅助正气以祛散邪气。羌活、独活祛寒湿，枳壳通调气机，以除里急后重。以人参败毒散治疗痢疾，可谓神来之笔。

逆流挽舟法由汉代张仲景所开创，《伤寒论》云："太阳与阳明合病者，必自下利，葛根汤主之。"《金匮要略》云："下利脉反弦，发热身汗出者，自愈。"张仲景运用葛根汤治下利，解表和里，散邪安内，虽未明言逆流挽舟，但是实属开创此法的先河。后张从正在《儒门事亲》中提出"开玄府而逐邪气""汗以泄其表"理论。刘完素以《素问·阴阳应象大论》"春伤于风，夏生飧泄"为立论依据，认为"飧泄不止……发汗可也"，阐释了汗法治泄的机制，并首次提出"玄府"概念。张从正的汗法理论和刘完素的玄府理论，促进了逆流挽舟法的发挥。玄府开通，气血津液流行通畅，气机出入升降有序，从而调整肠腑的反应状态，纠正机体阴阳失调，提高机体抗病能力。

此病例服3剂药后外邪已解，玄府已开，气血流通，然仍有伏邪、本虚兼血瘀之证，选用"不换金正气散"健脾除湿，加减用药则选用"蒲黄、五灵脂"，两者为失笑散的组成，治疗由瘀血内停、肠道阻滞、血行不畅所致诸痛。而三诊时患者瘀滞之象已去，脓血便已尽去，足见周教授用方之精妙。故而去蒲黄和五灵脂祛瘀之品，加砂仁和薏苡仁以醒脾利湿。四诊患者大便已成形，湿热之邪已去，脾胃运化之功能未为恢复，脉沉，脾气不足，故而固护脾胃仍为患者日后服药之指导大法，可持续服用"参苓白术散"以助脾气的升清，助利湿化浊。

（赵超，张玉婷整理）

（五）湿热蕴肠案

李某，男，45 岁。2020 年 10 月 18 日初诊。

主诉：腹泻半年，加重伴便血 1 周。

现病史：患者半年前无明显诱因出现腹泻，无腹痛，多数为不成形稀便，进食肉类食物后则为血便，2020 年 9 月 10 日行肠镜检查："慢性结肠炎伴糜烂，不除外炎症性肠病。"未予治疗，肠镜检查后排便时干时稀，1 周前患者腹泻次数增加，大便带血。为求中医药系统治疗来门诊就诊。刻下见腹泻，大便不成形，每日排便 3～5 次，大便带黏液，有深褐色黏液血便，左下腹时时隐痛，便前加重，里急后重感明显，直肠坠胀感。舌淡胖，边有齿痕，苔薄黄腻，脉沉弦。专科检查：肛门位置正常，指检进指顺利，未触及异常，肛门括约肌功能正常。直肠镜检查：进镜 10cm，进镜顺利，直肠末端黏膜充血、水肿，血管网络不清，散在溃疡面及出血点。既往史：否认既往史；否认家族遗传病史；否认传染病史；无药物食物过敏史。

西医诊断：溃疡性结肠炎（活动期，中度）。

中医诊断：湿热痢。

中医辨证：湿热蕴肠。

治法：健脾利湿，清热止泻。

处方：厚朴 15g，当归 20g，川芎 10g，陈皮 15g，广藿香 15g，炒苍术 15g，姜半夏 15g，炙甘草 10g，升麻 10g，仙鹤草 30g，续断 20g，薏苡仁 20g，茯苓 15g，白术 15g，黄连 10g。7 剂（颗粒药），每剂温开水 300mL 冲溶，每次 100mL，每日 2 次，早晚分服。

保留灌肠：五味消澼洗液 10 瓶（长春中医药大学附属医院院内制剂），50mL 药液用温水 1∶1 稀释至 100mL，温度保持 37～40℃，加入白矾 3g，保留灌肠，每日 1 次，睡前经肛门缓慢注入。

二诊（2020年10月28日）：现每日排便2～3次，大便仍不成形，便中带有少许黏液脓血，血色鲜红，腹痛缓解，里急后重感明显减轻，坠胀感消失。舌淡胖，边尖有齿痕，苔根部黄白腻，脉弦。直肠镜检查：直肠黏膜红，水肿，表面覆少许黏液残留，血管网络不清，未见溃疡面、出血点。方药：前方加石菖蒲15g，僵蚕10g，7剂。服用方法同前。继续保留灌肠治疗。

三诊（2020年11月7日）：每日排便2～3次，不成形，便中未见黏液脓血，腹痛消失，不尽感消失。舌淡胖，边齿痕，苔薄白，脉弦。肛门镜检查：直肠黏膜微红，余未见异常。检查后周教授认为直肠黏膜炎症消退，可停灌肠药，继服前方中药。

四诊（2020年11月23日）：患者症状好转，无明显不适，大便每日1次，便质成形，质软。舌淡，苔薄白，脉弦。现患者感觉良好，嘱患者注意饮食，忌辛辣，定期复查，随访半年，未见复发，患者疗效满意。

按：溃疡性结肠炎可累及直肠和结肠等部位，最好发于直肠与乙状结肠。本案中患者肛门镜下检查发现直肠黏膜炎症较重，炎症存在时，患者有里急后重感、排便不尽感、左下腹疼痛感，在考虑中医诊疗时，治疗方法的选择要灵活。五味消澼洗液是周教授根据多年临床经验自拟的灌肠方，后发展成院内制剂批量生产，适用于腹痛、腹泻、便血、里急后重及排便不尽感。

《医学入门·痢》云："火性急速传下，或化或不化，食物瘀秽欲出，而气反滞住，所以欲便不便，腹痛窘迫，拘急大肠，重而下坠。"此病例患者证属脾虚湿盛，症状为腹泻、腹痛、黏液脓血便，是一个很典型的案例，周教授以不换金正气散健脾祛湿，调气行血。同时肛门镜检查显示患者直肠段黏膜炎症较重，适用口服中药加中药灌肠治疗。中药灌肠治疗可直接作用于病变部位，使药物有效成分直达病变部位，且避免口服中药的肝脏首过消除效应，减少了药物的浪费，提高了中药的疗效。

周建华教授说："创立本方之初亦是考虑针对炎性肠病的，目的有二：其一，祛湿清热，消肿止痛；其二，收敛止血，平溃生肌。本方主要由白及、白蔹、白芷、防风、当归组成。白及为收敛止血要药，治诸内出血，治一切疮疡痈肿，故为君药。白蔹味苦性寒，清热解毒止痛。白芷止血，消肿生肌。当归性温补血活血，防风性温祛风胜湿。诸药相伍，清热燥湿，解毒之中以收涩生肌，消肿止痛止血。加入白矾，其义更深，不仅取其收敛作用，清代《证治全书》言一味白矾即'千金化毒丸'，此药托里固内，止泻解毒，排脓不动脏腑，不伤气血。"

二诊时加石菖蒲、僵蚕以化湿开胃，活血止痛，清肠腑湿热之邪，祛肠道滞留瘀血。二诊中患者出血减轻，症状明显好转，大便不成形可能因药液灌肠，待直肠炎症好转，停灌肠药后自然恢复。三诊时患者各症状明显好转，不尽感及坠胀感消失，镜检黏膜修复良好，充血水肿消退，溃疡面及出血点消失，停灌肠药。四诊便质成形，患者无其他不适。

根据患者不同症状，血色之清浊，而立肠风，脏毒。大便下血，血清而色鲜者属肠风，浊而色暗者属脏毒也。湿热之邪毒积滞肠中，气血被阻，气机不畅，传导失司，所以见腹痛、里急后重。湿热之毒熏灼，伤及肠道脂膜之气血，腐败化为脓血，而见痢下赤白。周教授根据其辨证，运用芳香燥湿之药口服，兼以止血活血。临床关于溃疡性结肠炎的治疗主要以对症支持治疗、免疫抑制剂、皮质类固醇、氨基水杨酸制剂等治疗为主，近几年，干细胞移植、白细胞分离法、介入治疗、新型生物制剂等也逐步应用于临床，但是价格昂贵，存在不良反应。而中药灌肠具有价格低廉、疗效确切、毒副作用低等优点，已经成为溃疡性结肠炎的一种重要治疗方式，也是临床上治疗溃疡性结肠炎极为简便有效的一个治疗方法，其优点具体可以总结为以下几个方面：首先，中药保留灌肠是经直肠给药，可以使药物直接作用于肠黏膜病变部位，充分发挥药物疗效；其次，中药保留灌肠可以将中医辨证论治原则运用其中，根据患者症状改变及临床辨证分型灵活选方用药，并可以根据患者病情变化加减药物；最后，通过研究发现，中药保留灌肠与西药灌肠相比副作用较小，患者比较容易接受。鉴于上述中药灌肠的诸多优点，在临床上可以将中药保留灌肠广泛运用到溃疡性结肠炎的治疗过程中。

实验室研究表明五味消澼洗液中药复方制剂不仅能够治疗三硝基苯磺酸（TNBS）诱发的小鼠UC，调控小鼠的体重变化，还能够保护UC小鼠的各个脏器，这种保护作用的产生可能与五味消澼洗液中药复方制剂具有抗炎抗氧化、提高胰腺的功能及调节免疫的作用有关系。其作用机制可能与调节机体免疫功能，抗菌抗感染，调节肠道菌群，改善血液循环，抗微血栓，抗氧化自由基损伤，抗肿瘤等有关。通过保留灌肠这种给药方式可以避免药物的肝脏首过效应，减少对机体的刺激，局部药液浓度增高，效果也会更为理想。

（张玉婷整理）

（六）湿热蕴肠，瘀阻脉络案

金某，女，55岁。2021年9月6日初诊。

主诉：间断性黏液脓血便1年，加重1周。

现病史：患者1年前无明显诱因出现腹泻、黏液脓血便，2020年8月21日于长春市当地医院行电子结肠镜示炎症性肠病（考虑溃疡性结肠炎，左半结肠型，活动期，重度），后经住院治疗病情稳定。患者1周前因劳累后病情反复，现患者为求中药治疗来诊。刻下见黏液脓血便，血色暗红，结块，每日排便5～7次，下腹痛，有里急后重感，无发热，食少纳差，口润不渴。舌紫暗、边有芒刺，苔薄，脉沉涩。辅助检查：血小板$451×10^9$/L。既往史：否认其他慢性病史，否认遗传病史。

西医诊断：溃疡性结肠炎（慢性复发型，中度，活动期）。

中医诊断：便血。

中医辨证：湿热蕴肠，瘀阻脉络证。

治法：清肠泄热，活血化瘀。

处方：当归20g，黄芩10g，黄柏10g，黄连10g，阿胶7.5g，荆芥穗15g，防风15g，地榆10g，枳壳15g，桔梗10g，三棱7.5g，莪术7.5g，甘草10g。5剂，每剂水煎3次，每次取药液100mL，将三次药液充分混合均匀储存，每日早晚两次，每次取100mL口服。

二诊（2021年9月13日）：患者自述现大便每日3～4次，每日第1便略成形，便中黏液减少，血块消失，暗血减少，腹痛缓解，余症如前。舌质淡，苔薄白，脉沉涩。周教授根据患者现有症状，将上方加莱菔子15g止下利后重，加蒲黄10g，五灵脂10g以活血化瘀，散结止痛，7剂（用法同前）。

三诊（2021年9月22日）：患者自述大便为每日1～2次，脓血仍见，血色鲜红，手纸染血，里急后重感消失，腹痛明显减轻。舌淡红，苔薄白，脉沉。周教授根据患者现有症状，去莱菔子、三棱、莪术，加仙鹤草30g活血止血、补虚，7剂（用法同前）。

四诊（2021年10月2日）：患者大便每日1～2次，成形，质软，无脓血黏液，无里急后重及腹痛。舌淡红，苔薄白，脉沉。复查血小板值正常，患者感觉良好，其余无明显不适，嘱患者继服中药调理脾胃。

按： 溃疡性结肠炎具有其独特的症状表现，包括腹泻、腹痛、黏液脓血便等典型症状，中医的病因包括外邪、饮食、情志、先天禀赋等。但无论何种病因发病，都有可能导致肠络受损，便脓便血。外感湿热毒邪入侵胃肠，气血相搏，湿蒸热壅，血败肉腐，化为赤白脓血，倾注而下。饮食不节，损伤脾胃，脾胃升降失常，水湿不化，水不运则血不行，《血证论》有云："血与水，上下内外，皆相济而行。"情志致病，肝气郁结不舒，疏泄失常，肝气横逆犯脾，肝脾气机郁滞，气为血帅，由气入血，则血行不畅，经隧不利，脉络瘀阻。中医认为肾为先天之本，脾为后天之本，后天之气源于先天之精濡养，先天精气不足，机体正气不足，外邪容易侵犯机体，容易发病。脏腑经络不得先天之精濡养，功能失调，气血升降出入紊乱，则容易出血或瘀滞不通。无论病因为何，终会损及脾胃。溃疡性结肠炎病程长，叶天士曾提出"初为气结在经，久则血伤入络"，古代医家认为"久病入血""久病入络"，而络脉"易滞、易瘀、易入难出"，所以随着病程的延长，患者血瘀症状只会愈发严重。然瘀血不去，新血不生，同时长期的瘀血状态又会阻碍气血的运行，最终恶性循环。可见无论病因为何，都会引起血流不畅，血瘀作为本病的基本病机，贯穿疾病始终，严重影响本病的发病及愈后。

合理地、适时地应用"活血化瘀"法治疗溃疡性结肠炎，效果是显而易见的。治疗的目的是活血而不破血，止血而不留瘀。尤其溃疡性结肠炎活动期多因肠腑湿热蕴蒸、气血壅结所致，此时邪热散漫于肠腑，气血阻滞于肠络，非清解无以胜湿热，非化瘀无以通其血脉，故治疗首重清解化湿，行气导滞，以求腑通邪去；缓解期正气伤邪气衰，此时治以扶正通瘀为主，或益气血，或扶阳活血，或养血活血，或行气活血等，审阴阳而调之。运用活血化瘀之法尤重调和气血，正所谓调气则后重自除，行血则便脓自愈。

二诊时患者便中血块消失，暗血减少，腹痛仍在，加蒲黄、五灵脂活血化瘀，散结止痛，加莱菔子缓解里急后重感。三诊时患者症状陆续好转，去莱菔子，加仙鹤草止血止痢补虚。四诊时患者症状缓解，嘱患者继服中药。本患病机标在血瘀，本在脾虚，为本虚标实之证，在治疗取得效果后，仍需要继续服药调理脾胃。

中医认为，溃疡性结肠炎的发生、发展与脏腑气机不利、肠中气血瘀滞相关，从而表现出腹痛、腹泻及脓血便等症状，本病病程缠绵且难以得到控制，不仅易造成肠络损伤还容易致使病久脏虚，尤以脾、肾阳虚常见，脏腑虚弱则更易感受外邪或为情志、虚劳所累，病情容易反复，而在诸多病因中，血瘀较为特殊，中医认为瘀血既是病理结果又是致病因素，而在溃疡性结肠炎病程中更容易形成恶性循环，对此西医也用其他方法论证了此观点。

西医研究表明溃疡性结肠炎患者血液流变学存在异常，通过相关检测发现患者全血黏度、血浆黏度、纤维蛋白原指数、红细胞计数均明显升高，说明溃疡性结肠炎患者血液的高凝特性是存在的。体内血液流变学的异常，造成微循环障碍、缺氧、炎症、水肿等血瘀证表现，这与中医血瘀证相一致。瘀血贯穿于溃疡性结肠炎的整个发生发展过程中，瘀血与溃疡性结肠炎有着密切的关系，因此活血化瘀是治疗溃疡性结肠炎的有效方法之一。

溃疡性结肠炎患者常有脓血便，有些医生可能会考虑用止血药，但是单纯的止血治疗效果不佳，甚至会加速血栓形成及微循环障碍。目前有临床治疗过程中将低分子肝素用于溃疡性结肠炎患者的治疗，利用它抗凝、抗血栓及抗炎的作用特点，能有效改善患者便血等临床症状，降低血栓栓塞引起的并发症风险。这提示溃疡性结肠炎的有效治疗，离不开对机体血流状态的改善。

处方组成包括当归，黄芩，黄柏，黄连，阿胶，荆芥穗，防风，地榆，枳壳，桔梗，三棱，莪术，甘草。其中当归补血活血，调经止痛，润肠通便；黄芩、黄柏苦寒泻下，清热祛湿；黄连、阿胶顾护真阴，引瘀血下行；

荆芥穗、防风引药入肝经血分，有止血之功；地榆凉血止血；枳壳、桔梗调理脏腑气机，顺应脏腑气机的正常功能；三棱、莪术气血双施，活血化瘀、行气止痛；甘草调和诸药。有药理实验证实，采用活血化瘀法治疗溃疡性结肠炎可同时通过对血小板的活化产生抑制作用从而对免疫炎症进行调节，改善高凝状态。

（赵超整理）

（七）湿热积滞，热结旁流案

李某，女，47岁。2018年8月13日初诊。

主诉：腹泻、腹痛1年，加重1周。

现病史：患者1年前出现腹泻腹痛，于吉林大学第一医院确诊为"溃疡性结肠炎"，给予美沙拉秦肠溶片，经治疗后病情有所缓解，但停药即复发。1周前上述症状加重，现患者为求中医药诊治来门诊就诊。刻下见每日排便6～7次，质稀如水，有较多黏液血便，大便前段夹杂不消化食物，脐周疼痛，腹胀满，频繁矢气，食少纳差。舌淡红，边有芒刺，苔黄，脉滑。既往史：无其他慢性病史；无家族遗传病史；无传染病史；无药物食物过敏史。

西医诊断：溃疡性结肠炎（慢性复发型）。

中医诊断：腹痛。

中医辨证：湿热积滞，热结旁流。

治法：峻下热结。

处方：大承气汤加减。生大黄10g，厚朴15g，枳实10g，芒硝7g，当归20g，川芎10g，莱菔子15g，大腹皮10g，白芍10g，甘草10g。3剂，每剂300mL温开水冲溶，每次100mL，每日3次，口服。嘱患者见下利大量臭秽粪便即可停药复诊。

二诊（2018年8月15日）：患者自述服药后，如厕频繁，先便出质稀粪水，再便出臭秽粪便及未消化食物大量，顿感腹胀消失，腹痛减轻，排气正常，自觉身轻，胃口大开，遵医嘱停药复诊，现症：每日排便4～5次，量少，质软不成形，可见少许血丝，下腹部略痛，腰酸乏力。舌淡，苔薄黄，脉沉滑。周教授诊其脉，认为热结已下，患者腰膝酸软、乏力皆为脾肾阳虚之象，且脉有滑象，治当温肾健脾祛湿，嘱中病即止，不可过下以免伤其正气。处方：不换金正气散加减治疗。具体用药：厚朴15g，姜半夏15g，藿香15g，陈皮15g，升麻10g，苍术10g，黄柏10g，白术30g，薏苡仁20g，砂仁10g，菟丝子10g，蛇床子10g，甘草10g。10剂（颗粒），温开水冲服，每日2次。

三诊（2018年9月1日）：患者服药后，症状缓解，大便每日2次，质软成型，未见脓血，无其他不适。舌淡，苔薄白，脉弦滑。患者自述状态良好，嘱患者进易消化食物，禁辛辣刺激食物，继服中药以健脾祛湿，3个月后随访，患者自觉恢复良好，未见复发。

按： 此患者首诊见腹泻、腹痛、腹胀、轻微黏液脓血便，但仔细问诊会发现其并非典型的溃疡性结肠炎患者，结合舌脉可断定患者实为热结旁流之证。患者下利清水，是因为热结肠腑，燥屎宿食于肠中欲排不能，粪水旁流而下，燥屎结聚大肠，故腹痛腹胀满，甚者拒按且坚硬有块，其下利稀水为假象，本质仍为"热结"，治宜大承气汤以峻下之，乃"通因通用"之法。峻下之法峻猛寒凉，过下伤正，故嘱患者中病即止，且本患以脾肾阳虚为本，下利宿食就是很好的证明，实因脾肾亏虚，胃肠无力传导运化所致。脾主水液运化，脾虚不能制水，水湿壅盛，必损其阳，故脾虚及肾，肾阳亦衰。肾虚水液无主，故积聚于大肠，湿而郁久化热，燥结大肠，必然致大肠传导无力。

脾肾阳虚，脾失健运，水反为湿，谷反为滞。周教授应用大承气汤，使燥实从大便而去，气机通畅。二诊患者"热结"排出后症状明显改善，腹痛腹胀立即缓解，积滞已去，患者胃口大开，三焦气机已然通畅。此时未免过度耗伤正气，大承气汤峻下之法弃而不用，转而用不换金正气散，健脾利湿，以固护脾肾之阳气为要。加黄柏以清下焦之余热，白术以增强燥湿健脾之力，加砂仁、薏苡仁以醒脾化浊，此二药为周教授常用之健脾利湿要药。佐蛇床子、菟丝子以温肾升阳，恢复脾肾水液代谢功用。三诊患者脾肾功能恢复如常，故感觉良好，无其他不适。

　　大承气汤是张仲景《伤寒论》中治疗腑实证的经典方，通里攻下法是治疗邪传于里、阳明腑实内结的首选方法。攻下的目的在于攻逐邪热，直达病所，将邪热直接迅速地排出体外。《伤寒明理论》中曰："承，顺也。伤寒邪气入胃者，谓之入腑，腑之为言聚也。胃为水谷之海，荣卫之源，水谷会聚于胃，变化而为荣卫。邪气入于胃，胃中气郁滞，糟粕秘结，壅而为实，是正气不得舒顺也。"方中大黄泄热通便，荡涤胃肠，为君药。芒硝助大黄泄热通便，并能软坚润燥，为臣药，二药相须为用，峻下热结之力甚强；积滞内阻，则腑气不通，故以厚朴、枳实行气散结，消痞除满，并助大黄、芒硝推荡积滞以加速热结之排泄，共为佐使。大承气汤通腑泄热、急下存阴的作用对"不大便""热结旁流""腹满痛"以及"腹胀不大便""有燥结"等症状都适用，且充分体现了其祛实祛热的作用。

　　应用大承气汤等峻下剂需谨慎。"大便微硬者，可与大承气汤，不硬者，不可与之。""腹微满，初头硬，后必溏，不可攻之。""须小便利，屎定硬，乃可攻之。"均表示了在使用大承气汤治疗时需要抓准时机。周教授认为要灵活解读古文，古籍中强调需见"大便硬"方可应用此法，但是针对溃疡性结肠炎患者，所谓"大便硬"实则是指"热结"，不能单单从字面理解。周教授认为"大便硬"在临床诊治中更可对应肠梗阻。但给肠梗阻患者应用此法则需更加谨慎小心。此案患者脾肾阳虚，食物进入胃，脾胃运化失司，阳气无法输布，进而影响到肾阳，水谷而化为湿滞。当感受外邪、情志失调、内伤饮食、素体虚弱时，气机阻滞于内，肠腑气血运行障碍，则大肠传导无力，宿食及湿热之邪积聚肠腑，气血瘀滞，升降异常，腑气不通。有形之邪聚于肠内，是以为"热结"，故应用"通因通用之法"兼固护脾肾阳气，使其恢复正常水谷运化功能。

（张玉婷整理）

（八）脾肾阳虚案

孙某，女，26 岁。2018 年 8 月 12 日初诊。

主诉：间断性便血 4 个月，排便困难 1 个月。

现病史：患者 4 个月前因饮食不当出现便血及排便困难，主要表现为排便时有梗阻感，便中带有黏液脓血，便后有不尽感，其间未进行系统治疗，自行口服中成药（具体用药用量不详），后就诊当地医院行结肠镜检查：溃疡性结肠炎。刻下见便血，粪便表面带血，血色暗淡，便意淡漠，便干，质硬，4～5 天 1 次，无其他不适，饮食睡眠尚可。舌质淡，苔薄白，脉弦细。专科检查：取胸膝位，肛门外观正常。指检：括约肌张力较高，舒张功能欠佳，直肠前壁凹陷，深度约 3.0cm。直肠镜检查：直肠末段黏膜壅塞堆积，黏膜充血，血管网络不清，齿状线 5 点方向可见一大小约 0.5cm×0.3cm 的肛乳头。既往史：否认其他慢性病史。

西医诊断：溃疡性结肠炎（慢性复发型，活动期，便秘型）；直肠前突Ⅲ度；肛乳头肥大。

中医诊断：便秘。

中医辨证：脾肾阳虚。

治法：温阳通便。

处方：当归 20g，牛膝 15g，肉苁蓉 15g，泽泻 15g，升麻 10g，枳壳 10g，莱菔子 30g，牛蒡子 15g，黄芩 10g，羌活 15g，独活 15g，防风 15g，甘草 10g。6 剂，每剂水煎 3 次，每次煎取药液 100mL，将 3 次药液充分混合均匀储存，每日早晚两次口服。暂不考虑直肠前突及肛乳头肥大的治疗，待溃疡性结肠炎病情稳定后，视情考虑手术治疗。

二诊（2018 年 8 月 23 日）：患者自述服药期间，大便由 4～5 天 1 次变为 2～3 天 1 次，大便干，脓血黏液减少，便后不尽感改善，梗阻感存在。舌质淡舌尖红，苔薄白，脉弦细。周教授根据患者现有症状，前方加黄柏 10g，生地黄 10g，10 剂。

三诊（2018 年 9 月 6 日）：患者自述大便为每日 1～2 次，便干，成形，黏液脓血仍在，但已经明显减少，排便不尽感减轻，梗阻感消失。舌质淡，苔薄黄，脉弦滑。周教授根据患者现有症状，于二诊方中加瓜蒌 15g，郁李仁 15g，10 剂。

四诊（2018 年 9 月 21 日）：现患者大便每日 1 次，能自主排便，大便质软，成形，无黏液脓血，无其他不适。舌淡，苔薄白，脉弦。嘱服参苓白术散合金匮肾气丸，病情变化随诊。

按： 便秘的病因是多方面的，主要分为内因和外因两个方面。《中医内科学》教材认为便秘的病因主要有外感寒热之邪、内伤饮食情志、病后体虚、阴阳气血不足等。脾胃为水谷之海，脾主运化，胃主和降，胃与肠相连，水谷入口，经脾的运化输布、胃的腐熟受纳，最后变为糟粕转输于大肠。脾虚失运，糟粕内停而致便秘。如朱丹溪《局方发挥》云："脾土之阴受伤，转输之官失职。"又如《素问·玉机真脏论》云脾不足"令人九窍不通"。肾主五液，司二便。肾气不足，肾阳亏虚，则大肠传导无力，大便难于排出。肾精亏耗则肠道失去濡润，大便干结。《兰室秘藏·大便结燥》言："夫肾主五液，津液盛则大便如常。"又如《医学正传·秘结》言"饮食之火起于脾胃，淫欲之火起于命门，以致火盛水亏，津液不生，故传导失常，渐成燥结之证"，进一步阐明便秘除与脾胃有关外，还与肾密切相关。

此案例是一个溃疡性结肠炎兼见便秘的病例。溃疡性结肠炎患者多见腹泻，排便次数增多，极少数患者有便秘症状。中医便秘多由外感寒热之邪，内伤饮食情志，病后体虚，阴阳气血不足引起，常见证型包括实热便秘、湿热便秘、阳虚秘、阴虚秘、气虚秘。本案中患者属于脾肾阳虚之"阳虚便秘"。故本方选济川煎为基础方加减，济川煎补中有泻，降中有升，具有"寓通于补之中、寄降于升之内"之意。结合溃疡性结肠炎中医临床特点，加以祛湿、润燥、滑肠。因势利导，灵活运用。

二诊时患者每日排便 1 次，黏液脓血减少，便后不尽感减轻，梗阻感消失。加黄柏、生地黄以润肠，反佐肉苁蓉。三诊时患者排便次数正常，便意正常，仍有便后不尽感。于前方中加瓜蒌、郁李仁润肠通便。四诊时患者症状缓解，嘱患者复查肠镜。1 个月后患者复查肠镜，电子结肠镜示慢性结肠炎，嘱患者注意合理饮食，避免反复。

周建华教授在多年治疗溃疡性结肠炎的经历中，诊疗过少数溃疡性结肠炎兼见便秘的患者，这种患者虽然不多见，但存在，这种特殊的病例特别适合中医的"下法"治疗。"下法"在治疗溃疡性结肠炎时需要谨慎使用，但是如果应用得当，也会收到很理想的效果。

本病例中周建华教授以济川煎为基础方，该方出自明代著名医家张景岳。《景岳全书·新方八阵》记载："便闭有不得不通者，凡伤寒杂证等病，但属阳明实热可攻之类，皆宜以热结治法通而去之，若察其元气已虚，既不可泻，而下焦胀闭，又通不宜缓者，但用济川煎主之，则无有不达。"方剂取名"济川"者，取"资助河川以行舟车"之意。方由肉苁蓉、当归、牛膝、泽泻、升麻、枳壳六种中药组成，为"寓通于补"之剂。济川煎中肉苁蓉温肾益精，暖腰润肠，是为君药。当归润肠通便，养血和血；牛膝补肾强腰，性善下行，共为臣药。枳壳下气宽肠而有助于通便；泽泻味甘、淡，性寒，功能利水渗湿泻热，渗利小便而泄肾池，无补养之效，通过渗湿，间接达到补肾目的，共为佐药。其方尤妙于稍加升麻以升清阳，清阳升则浊阴自降，同时又防止了诸药过于润下之弊。本方的主要功效为温肾益精、润肠通便，是治疗肾阳虚弱、精津不足的常用方剂之一。

周建华教授认为在用下法治疗溃疡性结肠炎时应灵活应用寒下法、温下法、润下法、攻补兼施法。这些方法分别针对里热实证、里寒实证、热邪伤津及邪实正虚证。寒下法常用到大黄、芒硝，多配伍厚朴、枳实等；水饮内积者，常配伍甘遂、芫花、大戟等以攻逐水饮。温下法常配伍药性辛温之品如附子、细辛、干姜等。润下法常配伍火麻仁、杏仁、白芍、肉苁蓉。攻补兼施法则较为灵活，对症加减。

（赵超整理）

【参考文献】

［1］周建华，支晨阳，郎兵.论运用辛开苦降法治疗溃疡性结肠炎［J］.中华中医药学刊，2008，11（26）：2336-2340.

［2］支晨阳，刘屹，于哲，等.五味消瘰洗液对三硝基苯磺酸诱导溃疡性结肠炎小鼠各脏器的影响［J］.中国老年学杂志，2019，39（22）：5609-5611.